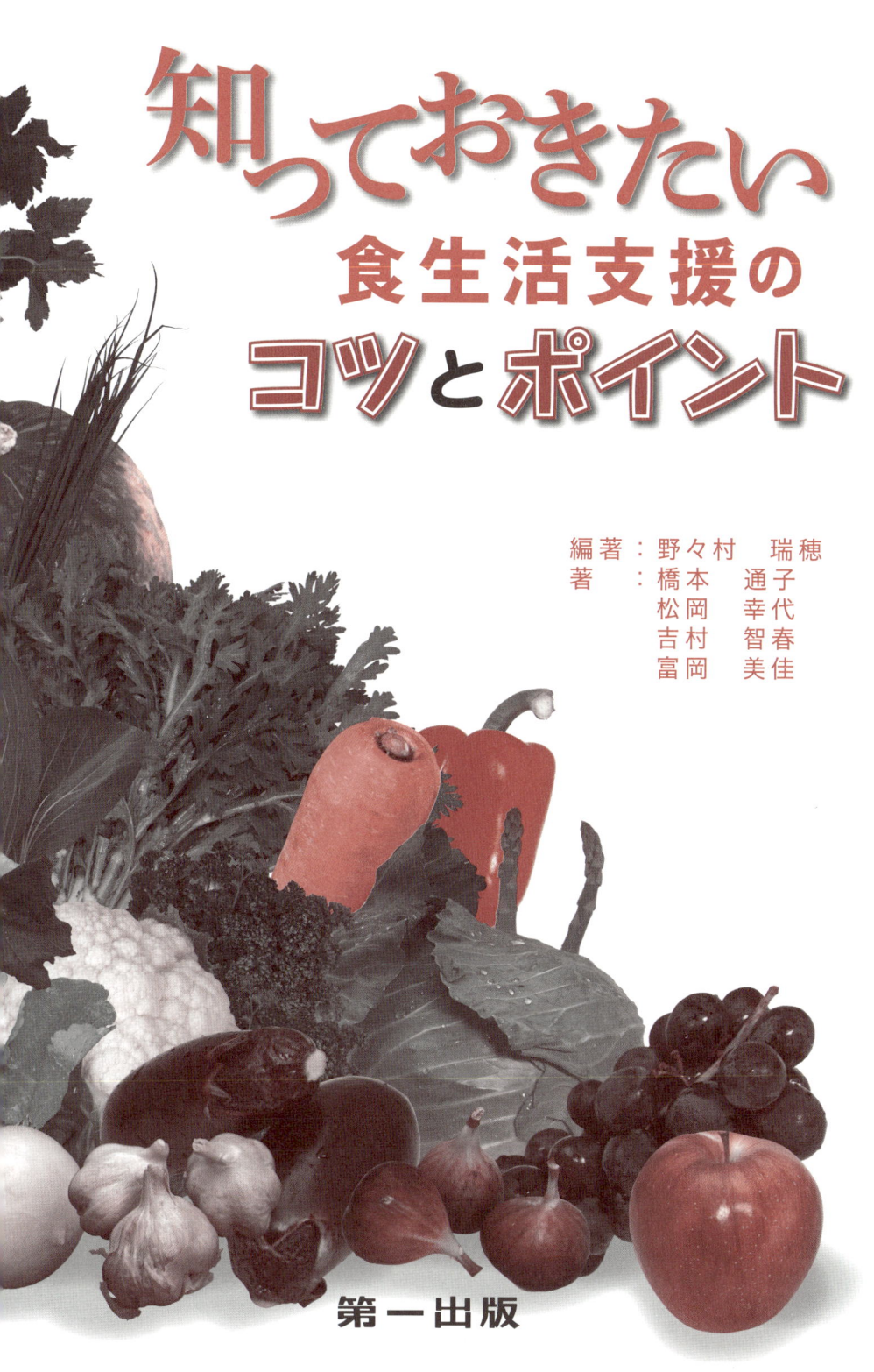

知っておきたい
食生活支援の
コツとポイント

編著：野々村　瑞穂
著　：橋本　通子
　　　松岡　幸代
　　　吉村　智春
　　　富岡　美佳

第一出版

●編著者
野々村　瑞穂（管理栄養士）
　　株式会社日本食生活指導センター取締役会長
　　日本未病システム学会名誉会員

●著者
橋本　通子（管理栄養士）
　　株式会社日本食生活指導センター勤務
　　羽衣国際大学人間生活学部食物栄養学科非常勤講師

松岡　幸代（管理栄養士）
　　株式会社日本食生活指導センター勤務
　　国立病院機構京都医療センター糖尿病センター非常勤

吉村　智春（管理栄養士）
　　株式会社日本食生活指導センター勤務
　　大阪青山大学健康科学部健康栄養学科講師

富岡　美佳（看護師・助産師）
　　山陽学園大学看護学部准教授

地域における食生活改善の実践

健康寿命延伸のため、みんなでやろう食事指導

　わが国では、年々平均寿命や健康寿命が延伸していますが、寝たきりや認知症の増加、若年層での生活習慣病の発生、中高年のメタボリックシンドロームによる疾病の増加など、健康増進を進めるために障害となる大きな課題が山積しています。

　今や健康志向が高まり、医学・科学の発展により感染症を代表とする疾患が減少している中で、個人を取り巻く環境の影響から食事の過不足や偏り、不規則など食習慣の改善が急務であると考えられます。さらに、現代は世界中の食べ物が簡単に手に入るようになり、健康のためというより、おいしいものの追求に人気が集まり、行列ができるのが話題となる風潮もみられます。

　そのような中で、４７都道府県の平均寿命ランク付けをみると、トップの県では県をあげての取り組みをしており、野菜の摂取量や歩数なども男女共に１位であり、アルコールや喫煙・肥満者も少ない結果となっています。

　健康意識を高め、個々の偏った習慣に気付かせ、改善のための行動変容にまでつながる指導をするためには、一方通行が多く実りが少ない従来の指導法を改め、個人の信頼を得て生活習慣を聞き出すカウンセリング技能が必要不可欠となります。

　本書は、第一次予防の分野（未病）に関わっている医療関係者のために、バランスよく食事を摂るための栄養学の基礎知識、聞き出し上手になるための技法や配布資料、教材などすぐに役立つマニュアル集を作成し実践書としました。

　すでに出版している『知っておきたい食生活の基礎知識「食育」実践のために』は、生涯を通じた「食育」と老いも若きも健康づくりに役立つ実践本で、合わせて食事指導のお供としてお手元において活用いただければ幸いです。

平成26年1月20日

株式会社日本食生活指導センター

野々村瑞穂

目次

序章　面接の心得 ─────────────────────────── 1
　面接支援時の流れと声かけの基本 ───────────────── 2
　　1. あいさつ ─────────────────────────── 2
　　2. 声かけ例〜本題に入る前〜 ─────────────────── 3
　　3. 声かけ例〜本題へ入る〜 ──────────────────── 4
　　4. 面接の最後 ───────────────────────── 6

第1章　肥満 ────────────────────────── 11
　事例 ─────────────────────────────── 12
　面談の進め方とポイント ───────────────────── 13
　　Q.1 太っているとどんな病気になるの？ ─────────── 13
　　Q.2 メタボリックシンドロームって何？ ─────────── 14
　　Q.3 目標体重の設定は？ ─────────────────── 16
　　Q.4 なぜリバウンドするの？ ───────────────── 17
　　Q.5 食事で改善できることは？ ──────────────── 18
　　Q.6 具体的な目標設定とは？ ───────────────── 20
　　Q.7 運動はした方がよい？ ────────────────── 22
　　Q.8 体重測定はなぜ必要？ ────────────────── 25
　まとめ ───────────────────────────── 27
　COLUMN ──────────────────────────── 28

第2章　欠食 ────────────────────────── 29
　事例 ─────────────────────────────── 30
　面談の進め方とポイント ───────────────────── 31
　　Q.1 朝食を食べない理由は？ ───────────────── 31
　　Q.2 朝食を食べないとどうなるの？ ───────────── 32
　　Q.3 朝食を食べるとよいことは？ ───────────── 33
　　Q.4 内臓の活動時間と食事の関係があるの？ ────────── 34
　　Q.5 欠食と生活習慣病の関係はあるの？ ─────────── 36
　　Q.6 食事で仕事の効率アップはできる？ ─────────── 38
　　Q.7 朝食の基本はこれ！ ─────────────────── 40
　まとめ ───────────────────────────── 41
　COLUMN ──────────────────────────── 42

第3章　偏食 ────────────────────────── 45
　事例 ─────────────────────────────── 46
　面談の進め方とポイント ───────────────────── 47
　　Q.1 主食・主菜・副菜のそろった食事とは？ ────────── 47
　　Q.2 肉類に偏った食事を摂るとどうなるの？ ────────── 48
　　Q.3 魚が苦手な人はどうすればよいの？ ─────────── 50
　　Q.4 麺類と丼物の組み合わせは、なぜ悪いの？ ───────── 52
　　Q.5 栄養のバランスのとれた食事は？ ─────────── 54
　まとめ ───────────────────────────── 57

	COLUMN	58
第4章	**飲酒**	**59**
	事例	60
	面談の進め方とポイント	61
	Q.1　お酒を飲む習慣が続くとどうなるの？	61
	Q.2　「プリン体」って何？	62
	Q.3　アルコールのおつまみは何がよい？	64
	Q.4　アルコール類はどう選ぶ？	65
	Q.5　アルコールを飲むなら、どう飲めばよい？	67
	Q.6　休肝日は本当に必要？	68
	まとめ	69
	COLUMN	70
第5章	**低栄養・痩せ**	**71**
	事例	72
	面談の進め方とポイント	73
	Q.1　適正な体重とは？	73
	Q.2　適正な摂取量はどれだけ？	74
	Q.3　痩せているとどんな病気になるの？	76
	Q.4　サプリメントを摂っていたら大丈夫？	78
	Q.5　疲れがたまりにくい食事は何を食べたらよいの？	80
	Q.6　不足している栄養素の上手な摂り方は？	82
	まとめ	83
	COLUMN	84
第6章	**外食**	**85**
	事例	86
	面談の進め方とポイント	87
	Q.1　ファーストフードや丼物はなぜよくないの？	87
	Q.2　エネルギーが高いと脂質も多い！？	88
	Q.3　揚げ物はエネルギーが高いのはなぜ？	90
	Q.4　外食で摂る「アブラ（油・脂）」は？	92
	Q.5　市販のお弁当を分解してみると何が見える？	93
	Q.6　外食をするときは何に気を付けたらよい？	95
	まとめ	97
	COLUMN	98
第7章	**間食**	**99**
	事例	100
	面談の進め方とポイント	101
	Q.1　間食を摂る理由は？	101
	Q.2　菓子のエネルギーの量は？	103
	Q.3　ジュースに含まれる糖分は？	104
	Q.4　ジュースの表示は？	106

- Q.5　ごはんと比較してみましょう！　　　　　　　　　　　108
- Q.6　食べるタイミングとお勧めの間食は？　　　　　　　109
- まとめ　　　　　　　　　　　　　　　　　　　　　　110
- COLUMN　　　　　　　　　　　　　　　　　　　　110

第8章　野菜不足 ———————————————————— 111
- 事例　　　　　　　　　　　　　　　　　　　　　　　112
- 面談の進め方とポイント　　　　　　　　　　　　　　113
  - Q.1　野菜ジュースは野菜の代わり？　　　　　　　　　113
  - Q.2　食物繊維を多く含む食品は何？　　　　　　　　　114
  - Q.3　血糖値と食物繊維の関係は？　　　　　　　　　　115
  - Q.4　野菜の抗酸化作用とは？　　　　　　　　　　　　117
  - Q.5　1日に必要な野菜の量は？　　　　　　　　　　　119
  - Q.6　野菜（食物繊維）を多く摂るにはどうしたらよいの？　121
- まとめ　　　　　　　　　　　　　　　　　　　　　　122
- COLUMN　　　　　　　　　　　　　　　　　　　　123

第9章　一人暮らし ———————————————————— 125
- 事例　　　　　　　　　　　　　　　　　　　　　　　126
- 面談の進め方とポイント　　　　　　　　　　　　　　127
  - Q.1　血圧の管理をするには？　　　　　　　　　　　　127
  - Q.2　一人暮らしの特徴は？　　　　　　　　　　　　　128
  - Q.3　インスタント食品の塩分量は？　　　　　　　　　129
  - Q.4　コンビニでの賢い買い物方法は？　　　　　　　　131
  - Q.5　簡単に作れる料理は？　　　　　　　　　　　　　132
  - Q.6　一人暮らしでそろえたらよい調理器具は？　　　　133
- まとめ　　　　　　　　　　　　　　　　　　　　　　135
- COLUMN　　　　　　　　　　　　　　　　　　　　135

第10章　遅い夕食 ———————————————————— 137
- 事例　　　　　　　　　　　　　　　　　　　　　　　138
- 面談の進め方とポイント　　　　　　　　　　　　　　139
  - Q.1　生活リズムがエネルギー消費に関係している？　　139
  - Q.2　どうして遅い夕食は太るの？　　　　　　　　　　141
  - Q.3　遅い夕食と生活習慣病の関係は？　　　　　　　　142
  - Q.4　夕食が遅くなるときは、何を食べたらいいの？　　145
  - Q.5　夜型生活による睡眠不足と肥満の関係は？　　　　146
- まとめ　　　　　　　　　　　　　　　　　　　　　　147
- COLUMN　　　　　　　　　　　　　　　　　　　　148

第11章　簡単＆ヘルシーレシピ ———————————————— 149

索引　　　　　　　　　　　　　　　　　　　　　　　　174

序章　面接の心得

　面接を円滑に進めるためには、あいさつ、自己紹介など第一印象が重要です。ここでは、栄養支援の流れに沿って、カウンセリングの技法を取り入れた進め方を述べます。

面接支援時の流れと声かけの基本

第一印象がとても大切

　相談者の多くは、保健指導に対して抵抗を示す方も多く、「～を減らしましょう」、「～はやめましょう」などと指導されると思っている方が少なくありません。和やかな雰囲気をつくり、「この管理栄養士さんとなら話ができそう」、「信頼できそう」という印象を相談者に抱いてもらうためには、初回面接の第一印象がとても大切です。その日の面談が円滑に進むかどうかは、最初のあいさつで決まると言っても過言ではありません。笑顔、お辞儀の角度など、練習をしましょう。

身だしなみと面接の部屋

- 清潔感のある身だしなみを心がける（髪の長い人は束ねる、化粧は派手にならないようにする、爪は短くする、白衣や衣服は汚れていないものにするなど）。
- 机といすは正面を避け、少し斜めに配置する。
- 日光や照明を生かし、明るい雰囲気を作る。
- 資料等が面接時に視界に入らないようにする。
- 部屋の大きさは、狭すぎず大きすぎない。
- 掃除はまめに行っておく。
- 机の上に必要のないものは置かない。

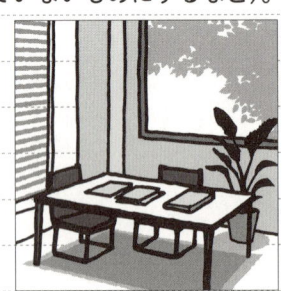

支援の流れ

1. あいさつ

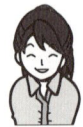

「こんにちは。管理栄養士の〇〇と申します。本日はお忙しいところ、お越しいただきましてありがとうございます。」

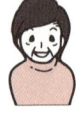

「こんにちは。」

Onepoint
にこやかに笑顔で迎える。

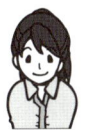
「お名前の確認をさせていただきますね。○○○○様で間違いないでしょうか？」

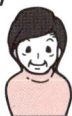
「はい、そうです。よろしくお願いします。」

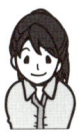
「こちらこそ、よろしくお願いします。本日は、30分の予定ですが、時間は大丈夫でしょうか。」

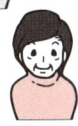
「はい、大丈夫です。」

Onepoint
予定時間の確認を行うことで面談に集中できる時間を確保する。

2．声かけ例　〜本題に入る前〜

「閉じた質問」
1．「本日はお休みですか？」
2．「こちらには車でいらしたのですか？」
3．「仕事の合間にお越しいただいたのですか？」など

「開いた質問」
4．「毎日、暑い日が続いていますね。体調はいかがですか？」
5．「保健指導に対してどんなイメージをおもちですか？」など

「適度に開いた質問」
6．「検査値の結果を聞いたとき、驚いたのではないでしょうか？それともやっぱりそうか、という気持ちでしたか？どのような気持ちか、お聞きしてもよろしいですか？」
7．「お部屋の温度は大丈夫ですか？寒くありませんか？」など

Onepoint
閉じた質問
相談者がYES、Noというふうに答えやすい質問です。初回面接の最初に使うと、会話しやすくなります。しかし、こればかりだと会話に限界があり、具体的な内容がつかみにくいという問題があります。

Onepoint
開いた質問
相談者が自由に答えられる質問です。話の内容を聞きながら要点をまとめていきましょう。表情や声などの様子も観察するように心がけましょう。

Onepoint
適度に開いた質問
相談者が自由に答えられる質問ですが、答えやすいように例を挙げて質問します。

3. 声かけ例　〜本題へ入る〜

1. 「最近、体のことで気になっていることはありますか？」
2. 「今回の健診はいかがでしたか？」
3. 「今回の健診の結果をご覧になっていかがでしたか？」
4. 「去年と比較して体重が減りましたね。1年間、どんな取り組みをなされたのですか？」
5. 「検査値が上がった原因に心当たりがありますか？」

など

Onepoint
今の気持ちを聞き、支援の仕方の参考にする。また、相手にも確認をさせる。

栄養支援のための技法

　栄養支援を行う上で、カウンセリングの技法を使ってみましょう。特に「受容」、「共感」、「自己一致」の3つは、支援者が相談者と接する中で、信頼関係を築くために必要なことです。また、面接だけでなく電話などでの支援でも使えます。

受容：相談者の言葉や気持ちを無条件に受け入れることです。そのために、管理栄養士としての判断や思いは入れないことが条件となります。

共感（共感的理解）：支援者でなく指導者の立場で聴くと、相談者との関係が上下関係となりやすいので、指導者の立場ではなく一人の人間として、相談者の価値観や人生観を聴こうとすることです。

自己一致：支援者と相談者が同じ気持ちになっている状態をいいます。栄養支援を進めるときは、相談者と聞き手は同じレベルで同じ気持ちでいることが条件となります。そのために、受容や共感、傾聴などの姿勢

を大切にしていきます。支援者は客観的に捉えることが大切です。

傾聴：相談者の話を無条件に聞き、ブロッキングをしないで相談者の気持ちをくみ取る基本的な姿勢です。ブロッキングとは、相手の言葉を途中で止めたり、相談者の思いを指導者の立場で主観的に聞くことです。「キク」という言葉には、「聞く」、「聴く」があります。傾聴ですから、「聴く」、つまり意識して相談者の意図をくみながら、何を言いたいのか「聴く」ようにします。そのとき、ブロッキングが起こると相談者は話そうとしていた気持ちがなくなり、建前の話をするようになります。

観察：相談者の気持ちや思いなどを見て聴くことです。言語的表現だけでなく、非言語的表現にも注意していきます。話の内容と表情や態度が一致していないことがあります。本当の要求が何か、隠れていることはないか観察をしていくことが重要です。

相づち：相づちは、簡単受容や励ましなどの効果があります。支援の中でも相づちを入れることで、思いを引き出し、モチベーションを高めることができます。相づちは、誰でも日常会話の中で自然に使っているものです。

確認：相談者の話と支援者の理解に食い違いがないか確認していきます。また、声のトーンや態度などを観察し、相談者の気持ちに寄り添うようにしましょう。確認には次の2つがあります。

Onepoint
観察の種類
①言語的表現
気持ちや、感情的表現などを言葉で表す。
②非言語表現
表情、目線、声のトーン、ジェスチャーなど、言葉以外の表現。

Onepoint
相づちの種類
①肯定的相づち「はい」、「ええ」、「うん」という同意を表す言葉です。相談者は支援者が賛成してくれていると思い、安心します。
②中立的相づち「なるほど・・・」、「それで・・・」、「～ということですね」といった言葉で、客観的で中立的立場を表すものです。相談者に会話をさらに聴こうとしてくれているという印象を与えます。また、相談者自身の気付きにもなります。
③否定的相づち：相談者が謙遜して言った場合、「いいえ、そんなことありませんよ。」と相手を思いやるための言葉です。相手の言葉に対して否定的な言葉ですが、相談者の気持ちを落ち着かせたり、勇気付けたりする働きがあります。

[おうむ返し]：相手の言葉をそのまま繰り返すことです。しかし頻繁に使うと、相談者との信頼関係が築きにくいので、必要に応じて使い分けます。

[要約]：相談者の話を聞き、何を問題にしているのか、何が言いたいのか、話しの趣旨や気持ちを言葉を変えてまとめていくことです。言葉を変えることで、相談者の気付きにもなります。

[明確化]：相談者の話の内容で、不明瞭な部分を明確にするために聞き取り、情報の収集をします。さらに相談者の気付きを深め、支援者のブロッキングを避けることができます。

[促し]：相談者の会話をさらに深く聞き取ったり、明確にするために行います。これには、言語的なものと非言語的なものがあります。

[沈黙（効果的な沈黙）]：普通の会話で沈黙があると、その沈黙をなくすように言葉がけをしやすいのですが、この場合の「沈黙」は、相談者に考える時間を与えるためのものです。やさしい気持ちで待ちましょう。時間がかかるようであれば、「促し」や「適度に開いた質問」をしてみましょう。

Onepoint
促しの種類
①言語的促し
「例えば〜とは、どんな気持ちのときですか。」、「〜についてもう少し詳しくお話できますか。」
②非言語的促し
静かにほほ笑みながらうなずく。理解できないときは促しの眼差しを向ける。

4. 面接の最後
課題の整理
　今までの話の内容を確認し、課題を明確にするために、内容を整理して要約していきます。間違った解釈をしていないか、訂正するべきところは訂正します。

また、相談者の思いを最優先にします。

目標設定

相談者の食生活改善への取り組みのレベルに合わせ、焦らず、遠い目標、近い目標を立てられるよう支援します。

この時、励ましで「がんばってください」という声がけをすると、相談者と支援者は「上下関係」となります。「一緒にがんばっていきましょう」と対等な立場での励ましをします。

次回の面接の約束

継続的支援を行うために、次回の約束を必ず行います。変更の連絡の仕方なども併せて伝えておきます。

> **Onepoint**
> **目標について**
> ①遠い目標
> 食生活改善のための最終目標のこと（例：3kg減量をする）。
> ②近い目標
> 最終目標を達成するための段階的目標のこと（例：コーヒーに砂糖は入れない）。

事例

栄養支援の流れ	会　話	技　法
あいさつ 自己紹介	栄「Aさん、こんにちは。お忙しい中、お越しいただきましてありがとうございます。管理栄養士の○○です。どうぞおかけください。」 A「こんにちは、よろしくお願いします。」 栄「お名前を確認しますね。Aさんですか？」 A「はい、そうです。」 栄「どうぞ、こちらにおかけください。こちらへは、バスに乗ってこられたのですか？」 A「いいえ、自家用車できました。」 栄「では、時間の都合もつきやすいですね。」 A「そうですね。バスはどうも時間がかかってしまうので、移動は自家用車を使うことが多いです。」	名前を名乗り、にこやかに迎えます。 「閉じた質問」 ※最初の質問は、Yes、Noの答えやすい質問から入ると会話しやすくなります。
時間の確認	栄「今日の栄養相談は約30分を予定していますが、大丈夫ですか。」 A「はい、そのくらいなら大丈夫です。」	時間を確認することで、いつまで続くのかいう思いをなくし、長くなることを防げます。
	栄「Aさん、今日は血糖値と中性脂肪が高いということで、こちらへ来ていただきました。」	

アセスメント	A「今日、初めて言われて、え？ていう感じで…驚いています。」	
	栄「そうですね、初めて言われると驚きますよね。」「今すぐ答えにくいと思いますが、これからどのようにしていきたいですか。今の気持ちを教えてください。」	「共感」 ※相手の気持ちをくんで、寄り添う気持ちをもちます。 「開いた質問」
	A「できれば、血糖を下げることができるなら、何とかしたいです。」	
問題点の確認	栄「何か方法があれば、血糖を下げていきたいのですね。」	「おうむ返し」 ※相談者の言葉を繰り返すことで、相手の気持ちを確認します。
	A「はい。」	
	栄「血糖や中性脂肪が高くなった原因に心当たりはありますか。」	
課題の整理	A「そうですね、3時にお菓子を食べ、夕食後にはコーヒーを飲んでいて、甘いものが好きなんです。運動はしていないから、たぶん血糖値も高くなりますよね。」	
	栄「甘いものとは、具体的にどんなものを食べていますか。」	「明確化」 ※相談者に言わせることで何を食べているのか意識させることができます。
	A「そうですね、よく食べるのはまんじゅうやようかんなどです。毎日3個食べます。コーヒーにも砂糖を2本入れます。甘いものを食べるとホッとするんです。」	
	栄「Aさんは、血糖が高くなった原因が、甘いお菓子、コーヒーの砂糖、運動不足だと考えているのですね。確かにまんじゅう3個とコーヒーの砂糖で約450kcal、砂糖26gを余分に摂っていることになりますね。」	「要約」 「情報提供」 ※必要に応じて、情報を与えますが、指導に入らないようにします。あくまでも問題解決は相談者がします。
	A「砂糖が26g、多いですね。やっぱりお菓子はやめなければいけませんよね。」	
	栄「Aさんはできれば血糖を下げたいとのことでしたがAさんの問題の中で何ができそうですか。」	「沈黙と促し」 ※考える時間を与えましょう。
	A「…」	
	栄「できることを1つでもよいので教えてください。」	
	A「ん…。お菓子とコーヒーの砂糖をやめます。」	

序章

行動目標の設定	栄「甘いものをやめて血糖が下がったらよいですね。きっと体重も減るかもしれませんね。」 A「そうですね。そうなると嬉しいです。」 栄「Aさん、お菓子やコーヒーをやめるのはよいことです。しかし、さっき食べるとホッとできるとおっしゃっていましたが、食べられないというストレスはどうでしょう。」 A「がんばってみます。でも、どうしても食べたくなったら、何かエネルギーの少ないものでもよいものはありますか。」 栄「そうですね。口さびしくなると、お茶を飲んだり、酢昆布などがあります。」 A「なるほど。カロリーオフのドリンクでもいいですよね。」 （略） 栄「では、そろそろ時間になりますので、今日の相談をまとめます。Aさんは、血糖と中性脂肪が高く、改善のために、菓子とコーヒーの砂糖をやめるのですね。体重も減ると嬉しいとのこと。継続するために、毎日体重測定と実行したかどうか記入する用紙があります。これを使ってみませんか。」 A「そうします。」	「利益」と「負担」を考えてもらいます。 ※利益とは、相談者がその行動をとることで得られるメリット（利点）です。負担とは、相談者がその行動をとることで起こるデメリット（問題点）です。利益と負担を比べ、利益の方が多いと考えると行動を起こしてくれやすいです。 「相づち」 「情報提供」
次回の面接の予約	栄「では、次回は1カ月後になりますが、日程は大丈夫ですか。その時、この用紙も持参してください。」 A「わかりました。がんばります。」	
あいさつ	栄「一緒にがんばりましょう。今日は長い時間、ありがとうございました。」	「対等関係」

　面会から目標設定、次回の約束までの一連の栄養支援を簡単にご紹介しました。これで少しイメージできましたか。それぞれのところで、意識しながらカウンセリングの技法を取り入れていきましょう。そして支援者は、相談者より多くを語らない、話を聞き出すコーディネーターの役に徹するようにします。

第 1 章　肥満

　肥満の方に対しての支援では、食生活に偏らず、生活スタイルを伺いながら、過体重になっている原因を相談者とともに見つけていくことが大切です。
　肥満は、生活習慣病の入り口です。相談者に具体的な目標をもって取り組んでもらうための流れをご紹介します。

この事例に対し、あなたならどう支援しますか？

事例 Aさん 50歳 女性

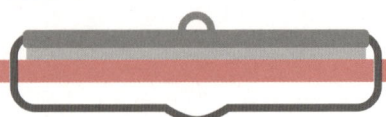

身体所見・検査結果

	身長（cm）	150
	体重（kg）	58.5
	BMI（kg/㎡）	26
	腹囲（cm）	90
血圧	拡張期血圧（mmHg）	89
	収縮期血圧（mmHg）	138
血糖	空腹時血糖値（mg/dL）	123
	HbA1c（%）（NGSP）	6.0（JDS 5.6）
脂質	中性脂肪（mg/dL）	165
	HDL-C*（mg/dL）	58
	LDL-C*（mg/dL）	97

*HDL-C：HDLコレステロール
LDL-C：LDLコレステロール　以下同じ

世帯状況：5人家族（義母、夫、息子2人）
仕事内容：事務職
食事内容：家族と一緒に食事をする。
　　　　　コーヒー（砂糖入り）を毎日飲む。
飲酒習慣：なし
運動習慣：なし
喫　　煙：喫煙歴なし

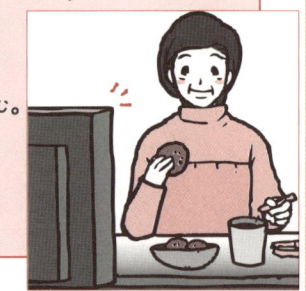

第1章

面談の進め方とポイント INTERVIEW

Q.1 太っているとどんな病気になるの？

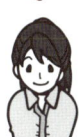
最近、体調はいかがですか？

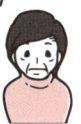
最近、少ししんどいです。
無理ができないというか…。

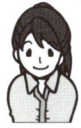
最近、少ししんどいと感じていらっしゃるのですね。何か心当たりはございますか？

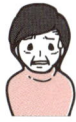
この3～4カ月で体重が2kgも増えてしまいました。体が重く感じて、お腹周りの脂肪が増えてスカートがきつくなりしんどいです。

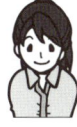
洋服がきつくなってこられたんですね。ほかに気になることはありますか？

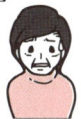
それに、もう年だしいろんな病気になるのも怖いです。

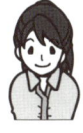
では、体重が増えることで、どのような病気になるリスクが高くなるのか見ていきましょう。

Onepoint
相手の言葉をおうむ返しすることで、内容を確認します。

第1章

メタボリックシンドロームの診断基準

ウエスト周囲長	男性：85cm 以上 女性：90cm 以上 （男女とも、内臓脂肪面積 100cm² 以上に相当）
血糖	空腹時血糖値：110mg/dL 以上
脂質	HDL コレステロール値：40mg/dL 未満 かつ/または 中性脂肪値：150mg/dL 以上
血圧	収縮期血圧：130mmHg 以上 かつ/または 拡張期血圧：85mmHg 以上

資料) 厚生労働省：メタボリックシンドロームの診断基準より作成

Q.2 メタボリックシンドロームって何？

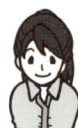
最近、メタボという言葉をよく聞きますがご存知ですか？

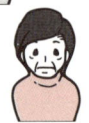
聞いたことはありますが、具体的にはよくわかりません。

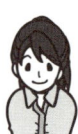
食事や運動などの生活習慣による内臓脂肪の蓄積に加え、高血圧や高血糖、脂質代謝異常の3項目のうち2項目に該当するとメタボリックシンドロームと診断します。診断基準はご覧の通りです（P.13参照）。

Onepoint
正しい情報が必要な場合は、わかりやすく説明しましょう。

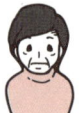
私の場合は、腹囲、血圧、血糖、中性脂肪がこの診断基準より高いです。

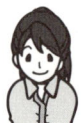
そうですね。女性は、腹囲が90cm以上だと内臓脂肪が多い状態で、そこに診断基準に該当するものが多くなれば、動脈硬化の進行が早まります。

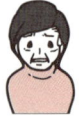
先日の健診で血糖が高くてびっくりしました。祖母も糖尿病だったので…。

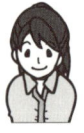
不安に思っていらっしゃるんですね。内臓脂肪は増えやすく減りやすいと言われています。減量することで内臓脂肪が減り、血圧や血糖値の改善も可能です。

Onepoint
生活習慣病になりたくないという気持ちを大切にして、改善する気持ちを高めましょう。

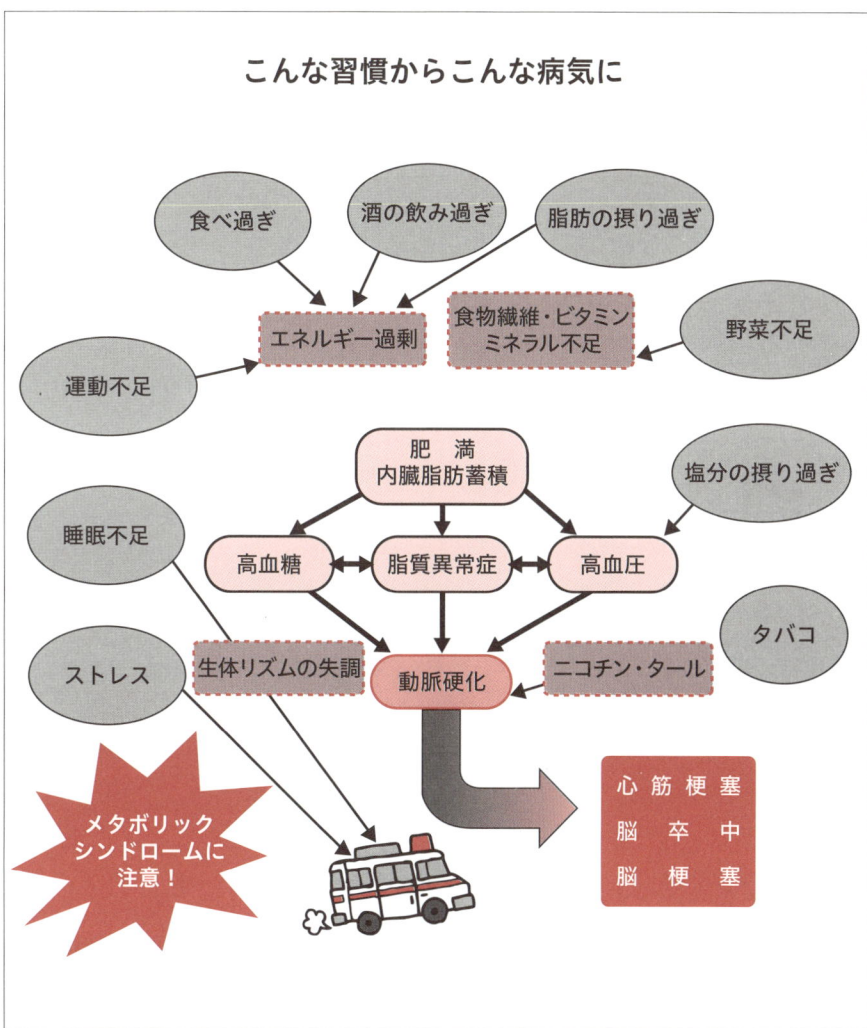

資料）野々村瑞穂他：知っておきたい食生活の基礎知識（2007）第一出版

> **使い方**
> ・この図は、生活習慣がどのように生活習慣病を引き起こすのか流れを示しています。
> ・さまざまな要因が重なり、「内臓脂肪蓄積」となり、「高血糖」、「脂質異常症」、「高血圧」等を引き起こします。さらに「動脈硬化」を起こすと「心筋梗塞」、「脳卒中」、「脳梗塞」等、命に関わる危険性があります。その予防のために「メタボリックシンドローム」の判定基準値が設けられ、第一次予防が押し進められています。
> ・今後の病気の予測をしたり、危機感をもってもらうために使用しましょう。

Q.3 目標体重の設定は？

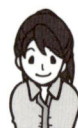
まずは、目標とする体重を決めましょう。
どのくらいを目指したいですか？

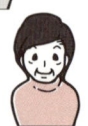
50kg は切りたいです。

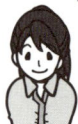
Aさんの標準体重を計算すると約50kgですが、体に負担なく減量し、リバウンドを防ぐためには、6カ月で3kgが理想です。

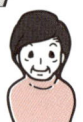
そうなんですね。
では、55.5kg を目指そうかな。

いいですね。6カ月で3kg落とすためには1日どのくらいのエネルギーを消費したらよいのか説明しますね。1kgの体脂肪を落とすためには約7,000kcalの消費が必要です。3kgの場合は約21,000kcalです。21,000kcalを6で割り、さらに1カ月を30日として30で割ると1日あたりの消費すべきエネルギーが算出されます。21,000÷6÷30 ≒ 120ですね。では、120kcalを食事と運動で落とす目標をたてていきましょう。

Onepoint
無理のない減量として、現体重の5％を目安とし、3kg以上の減量は体に負担を強いない。

内臓脂肪減少のためのエネルギー調整シート
－身体活動と食事で、エネルギーの消費量と摂取量を調整－

ステップ1
【今の私】身長〔　　　〕cm、腹囲(体重)〔　　　〕cm(kg)、BMI〔　　　〕kg/m²

差は〔　　　〕cm(kg)

ステップ2
【私の目標】目標腹囲(体重)　　　　　cm(kg)
達成時期のめやす…〔　　〕月〔　　〕日頃 → 〔　　〕ヶ月後

ステップ3
【目標達成に必要なプラン】目標達成のために減らしたい、1日あたりのエネルギー量は
〔　　〕cm(kg) × 7,000kcal ÷ 〔　　〕ヶ月 ÷ 30日 = 　　　kcal/日

この1年間で体重が〔　　〕kg増えたのなら、その分を補正
〔　　〕× 7,000kcal ÷ 365日 = 　　　kcal/日
これが「今摂りすぎているエネルギー量」

この1年間で体重が変わらないなら
このままの値でOK（補正不要）

＋ 補正　　　kcal/日

身体活動で〔　　〕kcal/日
＋食事で〔　　〕kcal/日

注）現在、体重が減少している場合には、過剰な減量につながらないよう留意すること。

資料）厚生労働省：運動基準・運動指針の改定に関する検討会（2012）

Q.4 なぜリバウンドするの？

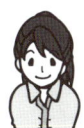
今まで、体重を減らそうと努力したことはありますか？

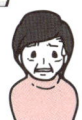
いろいろやりましたよ。例えば、朝ごはんを食べないとか。食べなければ体重が減ります。でもお腹がすいて、やめたら前より体重が増えました。

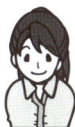
そうでしたか。欠食は、体に必要な栄養素が摂れなくなるだけでなく、我慢できなくなって、結局食べてしまうので、リバウンドを経験しているのですね。運動しないで欠食するダイエットではリバウンドをくり返すと体脂肪が増えて筋肉が減ってしまいます。

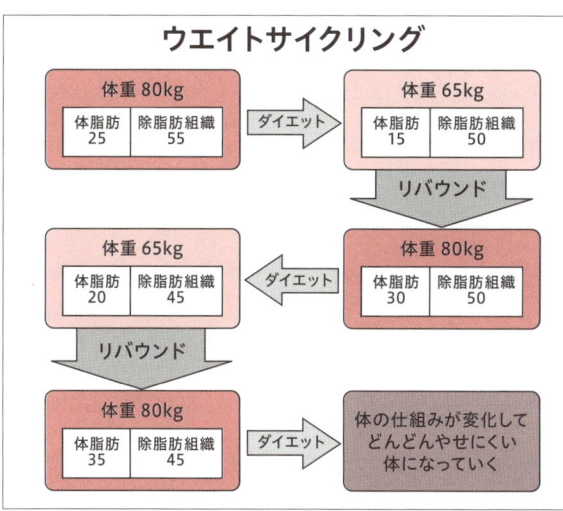

資料）大野誠（2002）

> **使い方**
> - この図は、リバウンドが起こるしくみを示しています。
> - 運動を伴わず、食事量のみを減らした場合に、「体脂肪」が増加し「筋肉量」が減少します。減量を繰り返すと、ますます「体脂肪」が増加し、悪循環を引き起こします。これを「ウエイトサイクリング」と言います。
> - 減量は食事と運動の両面から行い、継続することが大切であると説明しましょう。

Q.5 食事で改善できることは？

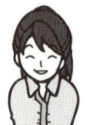
無理なく続けられることを考えてみましょう。普段の食事で何か心当たりはありますか？

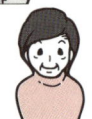
…。おそらく残り物を食べるからだと思います。捨てるのはもったいないでしょう？

> **Onepoint**
> 開いた質問
> 何が問題であったか、自ら考えていただきましょう。
> *「開いた質問」とは、回答が自由に答えられるように問う質問です。

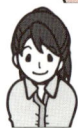
もちろん、捨てるのはもったいないですね。いつも残るのですか？

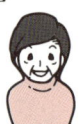
はい。私は、料理を作るのが好きでどうしても多く作ってしまいます。息子もよく食べるので、足りないといけないと思うこともあって。

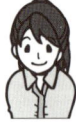
大皿に盛り付けたおかずを家族みんなで食べているのですか？

> **Onepoint**
> 状況の明確化
> 現状を把握していただきます。

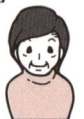
はい、いつもそうです。

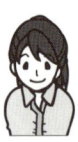
大皿に盛り付けたら、どのくらいの量を食べたかわからないのではないでしょうか？1人分ずつ盛り付けると量が把握できますし、残りものを食べることもなくなると思うのですが、これは難しいですか？

> **Onepoint**
> 問題に対し適切なアドバイスが必要な場合は提案します。

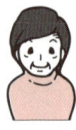
できないことはないです。今晩からやってみます。

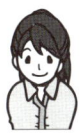
では、やってみましょう。肥満予防のための食事作り5カ条を参考になさって下さい。

肥満予防のための食事作り5カ条

1. 献立の基本は、「主食＋主菜＋副菜2品」
2. 野菜を多く使ったおかずをつくりましょう
3. 油を使った料理は1食1品くらいにしましょう
4. 調味料は、使用する量を量りましょう
5. おかずは一人分ずつ盛り付けましょう

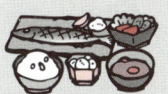 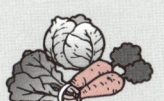 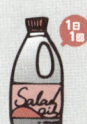 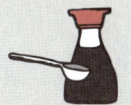

Q.6 具体的な目標設定とは？

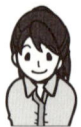
夕食後のコーヒーに砂糖はどのくらい入れていますか？

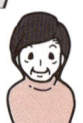
テレビを見ながらコーヒーを飲むのが楽しみで、砂糖を1本入れています。

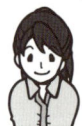
食後のコーヒーが家族団らんの一時になっているのですね。砂糖は、3gのスティックですか？ 4g、6gもあります。それから1日に何杯飲みますか？

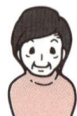
6gの砂糖で1日3杯です。

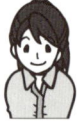
甘く感じませんか？

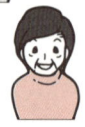
甘いのが好きなんです。やせるためには控えた方がいいですよね。

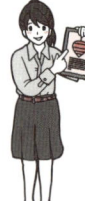
そうですね。控えるかエネルギーゼロの甘味料を利用してもいいですよ。1杯のコーヒーに6gの砂糖を入れると約20kcal摂取しています。数字としては少ないようですが、毎日夜に余分なエネルギーを摂っているので体重は増えますね。一緒に何か食べていますか？

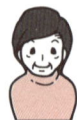
クッキーなどです。

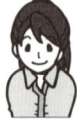
何枚くらいですか？

Onepoint
一方的に問題点を追及するのではなく、相談者の生活スタイルを想像し、肯定する気遣いをもちましょう。

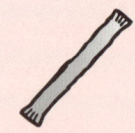

Onepoint
砂糖を入れると、どのような問題があるのか説明します。

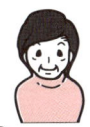
1～2枚くらいです。

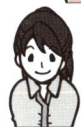
クッキーは2枚で約100kcalです。

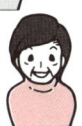
コーヒーは3杯で60kcalなので、合わせて160kcal余分に摂っているのですね。砂糖はやめます。

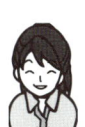
すばらしい。よく決心なさいましたね。減量するために、これからの食事で気を付けること、目標として、
①毎日の食事で料理を一人分ずつ盛り付ける。
②コーヒーに砂糖を入れない。
ということですね。

Onepoint
賞賛は相談者のやる気を引き出します。

第1章

Q.7 運動はした方がよい？

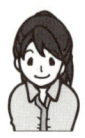
では、次に運動について考えてみましょう。

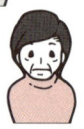
運動はした方がよいとは思いますが、なかなかできません。

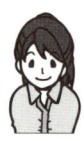
運動と聞くと難しく構えてしまいますね。日常の生活の中で体を動かすようにしていますか？例えば、階段を利用するとか、車を駐車するときは遠くに停めるという人もいましたが、Aさんは何か心がけていらっしゃいますか？

Onepoint
状況の明確化
体を動かす例をいくつか挙げて、Aさんができることをイメージできるようにしてみましょう。

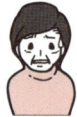
今のところ特にありません…。

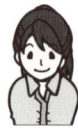
そうなんですね。運動をすると内臓脂肪を減らす効果が高いという報告もあります。また、血糖値の上昇も緩やかになります。運動でなくても生活の中で体を動かせることがあればいいですね。

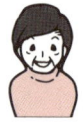
そうですね。主人が夕方、犬の散歩に行くので私もついて行こうかしら。

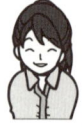
それはいいですね。どのくらいの時間、散歩に行っていますか？

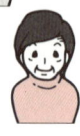
毎日30分くらいです。

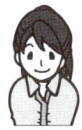
30分も歩いていらっしゃるのですね。1時間の散歩で約180kcalも消費します。また、速歩きだと250kcalです。先程決めた食事の目標と合わせて1日150kcalの消費になりますね！ぜひ、今日から取り組みましょう。

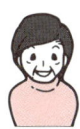
はい、この目標なら無理なく取り組めそうです。

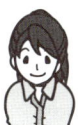
この取り組みの実行状況を毎日記録していくようにしてみませんか？記録することが継続につながり、その効果を確認できますよ。できなかった日はその理由も書いておきましょう。あきらめずに続けることが大切です。

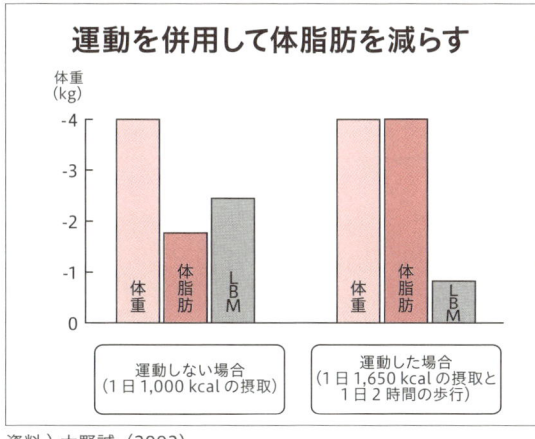
資料）大野誠（2002）

> **使い方**
> - この図は、「運動をしないで1日1,000kcalの食事制限をした場合」と「1日1,650kcalの食事で1日2時間の歩行をした場合」の体重、体脂肪、LBMを示しています。
> - 4kgの減量ですが、体脂肪やLBMの減り方が異なります。
> - LBM（lean body mass）とは、除脂肪体重のこと。減量は、除脂肪体重をできるだけ減らさず体脂肪を落としていくことが大切です。運動を併用しないと、除脂肪体重が減って基礎代謝が低下し、かえって太りやすい体質になってしまいます。

身体活動で〔　　　　〕kcal/日

身体活動で消費するエネルギー

	普通歩行	速歩	水泳	自転車（軽い負荷）	ゴルフ	軽いジョギング	ランニング	テニス（シングルス）
強度（メッツ）	3.0	4.0	8.0	4.0	3.5	6.0	8.0	7.0
運動時間	10分	10分	10分	20分	60分	30分	15分	20分
運動量（メッツ・量）	0.5	0.7	1.3	1.3	3.5	3.0	2.0	2.3
体重別エネルギー消費量（単位：kcal）							
50kg の場合	20	25	60	55	130	130	90	105
60kg の場合	20	30	75	65	155	155	110	125
70kg の場合	25	35	85	75	185	185	130	145
80kg の場合	30	40	100	85	210	210	145	170

エネルギー消費量は、強度（メッツ）×時間（h）×体重（kg）の式から得られた値から安静時のエネルギー量を引いたものです。全て5kcal単位で表示しました。

食事で〔　　　　〕kcal/日

エネルギーコントロール
・食事量
・調理法
・菓子類
・アルコール　など

食事の質のコントロール
・油→外食、油料理
・脂質→肉、魚、乳製品、油脂
・糖質→穀物、砂糖など
・食塩→漬物、加工食品、麺類の汁、調味料
・ビタミン、ミネラル、食物繊維→野菜、果物、海藻
・コレステロール、プリン体→肉、魚、卵

食べ方のコントロール
・頻度
・タイミング
・食べる速さ　など

・地域の食習慣
・食環境
・生活スタイル　など

具体的な食行動
○食べる量を変える
○料理の組み合わせを変える
○調理方法を変える
○食材・部位を変える
○味付けを変える
○間食・アルコールなどの摂り方を変える
○食事の頻度やタイミングを変える
○高頻度で影響の大きい食行動を変える

資料）厚生労働省：運動基準・運動指針の改定に関する検討会（2012）を一部改変

Q.8 体重測定はなぜ必要？

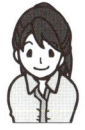
このチェック表は毎日見えるところに貼っておきましょう。ところで、体重計はありますか？

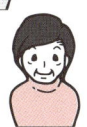
はい、あります。でも、あまり量っていません。見るのがこわいから…。

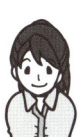
決まった時間に体重を量るようにしてみませんか？体重は体重計に乗らなくなった頃から右上りに増えていくと言われています。なぜ増えたのか？減ったのか？振り返ることで減量の効果は高まります。体重は朝と晩で違います。Aさん、何kg位違うと思いますか？

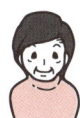
量ったことがないのでわかりません。いつ量るのが理想的ですか？

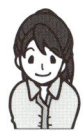
できれば朝起きて、食事前にトイレに行った後がよいですね。食事の影響をあまり受けずに計測することができます。夕食後も量れるとよいですが、難しいようでしたら最初は1回でもよいです。そして、食べた後、体重が1kg以上増えないようにすることもポイントです。

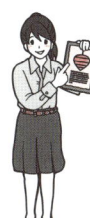
では、今回の目標を確認します。
1．おかずは一人分ずつ盛り付ける
2．コーヒーの砂糖をやめる
3．犬の散歩で1時間歩く
実行する課題をセルフモニタリングの表に具体的に記入しておきましょう。

体重測定の仕方

1．朝起きてトイレに行った後と夕食を食べた後（または就寝前）
2．服装はできるだけ同じような服装で測定する
3．体重計は100g単位のデジタルのもので測定する

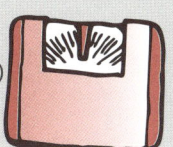

セルフモニタリング

　セルフモニタリングとは、目標の達成をするために毎日記録し、自己確認をするものです。体重と目標の達成度を毎日記録することで、体重の増減の原因が見えてきます。手帳、カレンダー、スマートフォン、パソコン等、自分に合った方法で記録するとよいです。

氏名：　　　　　　　　　　　　　（　　歳）（　月　　日～　　月　　日）

月	日	曜日	あなたのできること ①	②	③	体重	腹囲	備考欄 その日のできごと 難しかったこと等
(例) 6	28	月	○	△	×	65	87	血圧　138/90 時間がなくて ③ができなかった

使い方

1．セルフモニタリングは毎日つけるものです。目にするところに貼って（例えば冷蔵庫など）すぐに記録できるようにしましょう。
2．「あなたのできること」は達成目標を記入するところです。最高3つまでにしましょう。
　　できた＝○　あまりできなかった＝△　できなかった＝×
3．「体重」または「腹囲」のどちらか測定しやすい方で記録します。
4．備考欄は実行できなかったことやその日のできごとなど自由に記入し、振り返りをするときの参考にします。

まとめ

　減量の話を進めていると、食事か運動のどちらかだけを目標に決め、両方を行おうとする人は少ないです。確かに食事量を減らせば、体重は減りますが、実際は筋肉量が減り体脂肪は減少しにくく、本来の内臓脂肪を減らすことにはつながりません。運動だけでは、目に見えての体重減少がなく、途中であきらめる方が多くみられます。運動と食事の両方を目標にできるよう支援していきましょう。

1．現在の生活のよいところを活かしましょう

　事例の相談者は、料理を楽しみ、家族で食事をするのが大好きです。この場合、栄養についての知識をしっかり伝えます。献立の工夫やエネルギーについての知識をもてば、家族の健康を守れると伝えることで効果的な食事支援が行えます。何より、"食を楽しむ"ことは大切ですから、ネガティブな感情をもつことのないよう、相談者のもつ力を発揮できることが要となります。

2．運動習慣の確立

　事例の相談者は、運動への関心があまりないことがうかがえます。しかし、子育てや家事に忙しく、運動をする時間がなかったことを理解して関わることが必要です。愛犬の散歩という第一歩から、運動量が把握できるようにしていくとよいでしょう。散歩の際に「歩数計」をつけてみることを勧めてみましょう。日々、歩数を確認することで意欲も湧いてきます。徐々に、歩数から消費エネルギーを計算したり、そのエネルギーに相当する「おやつ」などを具体的に示してみるとよいでしょう。また、年齢的に更年期を迎え、ホルモンバランスも崩れてきます。軽い運動が趣味につながると、この時期のメンタルヘルスにもよいこと、骨粗鬆症の予防にもなることを伝えてみましょう。

3．大皿の活用

　大皿に盛り付けた料理をシェアする文化は日本だけではありません。皆で一緒に食べるという意味では、大切なことです。例えば、大皿の内容を低エネルギーのものにするとよいでしょう。温野菜や、生野菜、春雨やこんにゃくなどを使ったサラダなどがお勧めです。まずは、その大皿を前菜にし、エネルギーの多い料理は個別にするなど工夫をします。また、大皿の活用として、鍋料理は、野菜やきのこなどの低エネルギーのものを中心に家族で楽しみながら食べることができます。

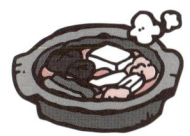

4．高血圧の治療

事例の相談者は、肥満により血圧が高まることが考えられます。エネルギーのみならず、塩分の制限が必要です。また、セルフチェックが大切であり、頭痛や肩こり、吐き気などの高血圧症の症状を確認し、早期発見ができるようにしましょう。血圧計が自宅にない場合、血圧の日内変動を一度確認する必要があります。医師の診断により、降圧剤の服用が必要かもしれません。

COLUMN

体重計は箱の中！？

　減量の継続と意識付けに体重測定を提案し、「体重計はありますか？」と聞くと、「はい、あります。」とのこと。体重測定が可能であると判断し、「では、決まった時間に体重を量ってみましょう。」と提案すると、「できません。」との返事。これはどういうことか？と思ったら、箱に入れたままで、出すのが面倒とのこと。このように、体重計はあってもすぐに使えない状況にある方が少なくありません。体重計を買った当初は前向きだったのでしょうが、そのうち体重の変化がなくなると、計測が面倒になり、体重計が邪魔になって片付けたり、さらに、体重計をどこに置いたのかさえ忘れている人もいます。これではもったいないので、いつでも使えるようにしてもらいましょう。体重が一旦変化のない期間があることも説明し、継続するよう支援していきます。

ようかん1個は、1棹（本）だった！

　食生活を伺うと間食習慣があり、毎日、ようかんを1個食べているということ。話をよく聞くと、お姑さんと口げんかをして腹が立ったときに食べているようです。また、1個は一切れではなく、1棹（本）食べていたことに気付かされました。これは、支援者が思い込む勘違いの例です。具体的な量を把握しておかなければなりません。この場合、間食をやめましょうという支援は問題解決にならないでしょう。姑さんとのけんかが原因であれば、まず、こちらの問題を解決することが近道かもしれません。時として、人生相談のようになるかもしれませんが、相談者の心の問題を解決することで、間食を減らすことにつながる場合があります。相談者の食行動の原因をつかみ、一緒に解決していくことが大切です。

第2章　欠食

　最近の国民健康・栄養調査によると、朝食の欠食率は平成11年より年々増加し、男女ともに20〜29歳が最も多く、3割前後です。
　朝食を欠食する人は、一般的に夕食の時間が不規則で、間食も多く、1日の食生活のリズムが不規則になる傾向があります。
　欠食は生活習慣病の引き金の一つになります。欠食をなくし、食生活のリズムを整えるように支援する効果的な流れやポイント、支援媒体の活用などを学んでいきましょう。

この事例に対し、あなたならどう支援しますか？

事例 Bさん 52歳 男性

身体所見・検査結果

	身長（cm）	176
	体重（kg）	77
	BMI（kg/㎡）	24.8
	腹囲（cm）	86
血圧	拡張期血圧（mmHg）	75
	収縮期血圧（mmHg）	130
血糖	空腹時血糖値（mg/dL）	145
	HbA1c（%）（NGSP）	6.0（JDS 5.6）
脂質	中性脂肪（mg/dL）	240
	HDL-C（mg/dL）	42
	LDL-C（mg/dL）	110

世帯状況：一人暮らし（2年前から単身赴任）
仕事内容：管理職、残業が多い
食事内容：朝食：欠食
　　　　　夕食：22時以降
　　　　　食事時間は不規則
飲酒習慣：なし
運動習慣：なし
喫　　煙：2年前に禁煙

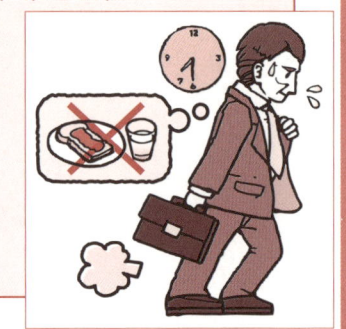

面談の進め方とポイント INTERVIEW

Q.1 朝食を食べない理由は？

👩 Bさん、朝食を食べないようですが、いつからですか？

👨 2年前に単身赴任をしてからです。それまでは妻が作ってくれていたのですが、料理をするのはどうも…。朝は食欲もないし、まぁいいか〜と朝食を食べない習慣になってしまいました。

👩 そうですか。欠食する人の半数は20歳以降から食べなくなっているという報告がありますが、Bさんのように、今まで食べていたのに、何かのきっかけで朝食を食べなくなる人もいます。

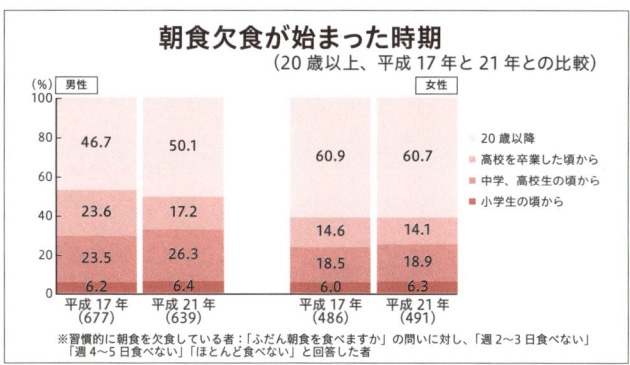

Onepoint
状況の明確化
欠食している背景を探ります。

Onepoint
すぐに欠食を否定せず、相談者に食事の大切さを考えさせるような話の展開をしましょう。

朝食欠食が始まった時期
（20歳以上、平成17年と21年との比較）

	男性 平成17年(677)	男性 平成21年(639)	女性 平成17年(486)	女性 平成21年(491)
20歳以降	46.7	50.1	60.9	60.7
高校を卒業した頃から	23.6	17.2	14.6	14.1
中学、高校生の頃から	23.5	26.3	18.5	18.9
小学生の頃から	6.2	6.4	6.0	6.3

※習慣的に朝食を欠食している者：「ふだん朝食を食べますか」の問いに対し、「週2〜3日食べない」「週4〜5日食べない」「ほとんど食べない」と回答した者

資料）厚生労働省：平成21年国民健康・栄養調査

👩 Bさんは単身赴任がきっかけのようですね。奥様の有り難みがわかりますね。ところで、何も食べなくても大丈夫ですか？

👨 今のところ大丈夫です！

Onepoint
気持ちの明確化を行います。

第2章

31

Q.2 朝食を食べないとどうなるの？

では、Bさんにお聞きします。朝食を食べない習慣が続くと体にどんなことが起こると思いますか。

そうですね～、今は特に何も問題ないと思っています。寝る時間が遅いので、食欲がないし。

就寝時間が遅いので食欲がないのですね。では、単身赴任前と現在とでは、体調はどうですか？同じ感じですか、それとも違いますか？

そういえば、疲れがとれないです。いつも疲れているというか、そんな感じです。

単身赴任では感じていなかった疲れが、今は感じるのですね。欠食をすると、栄養不足だけでなく、体調にも影響するとも言われています。疲労感もその一つですね。

欠食すると
- 1日に必要な栄養素が摂れにくくなる
- ドカ食いや早食いになりやすい
- 中性脂肪が蓄積しやすくなる
- 疲労感が感じられる
- 体温の上昇が緩慢である
- 知的・動的作業能力が上がらない

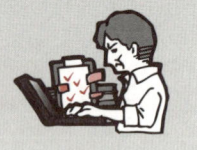

朝、食べていないと途中でお腹がすいて菓子パンなどを食べるので、食事も不規則になっています。

Onepoint
欠食の問題点を相談者に考えてもらいましょう。

Onepoint
- 確認のため、おうむ返しをする。
- 適度に開いた質問
- 過去と現在を比較したり、点数化して現在のことについて考えるように話をします（考える時間もとります）。

Onepoint
相談者の答えの内容を確認し、今の状態をはっきりさせます。

Onepoint
例を挙げて説明しながら、相談者の反応や状況を確認します。

Q.3 朝食を食べるとよいことは？

(女性) 朝食を食べていないので、お昼までの間に何かを食べているのですね。

(男性) そうなんですよ。

(女性) お昼まで我慢できないようですね。例えば、朝に何かを食べたとしたらどうですか？やっぱり途中で食べますか？

Onepoint
朝食を食べていた頃を思い出してもらい、よいことを挙げてもらいます。

(男性) そりゃあ、たぶん食べないと思います。以前は昼までは食べていなかったから。

(女性) ちゃんと朝、食べると、お昼までは食べなくて済みますね。

Onepoint
行動の確認を行います。

(男性) そうです。

(女性) では、朝食を食べるとよいことを少し考えてみましょう。このようなことがあります。

Onepoint
朝食を食べる「利益」を一緒に考えることが大切です。

朝食を食べると
- 体と脳へエネルギーを補給する
- 余分な間食をしなくてすむ→肥満予防
- 便秘予防になる
- 仕事や学業の効率が上がる
- 生活のリズムを作る

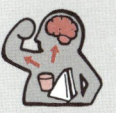

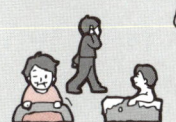

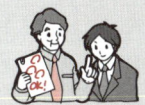

(男性) 食事をしたらよいのはよくわかりますが、料理もできないし、無理です。仕事の残業もあるから、早く帰って寝るわけにいかないし。

Onepoint
負担も考えどうするか、相談者が決めます。

第2章

33

Q.4 内臓の活動時間と食事の関係があるの？

朝の食欲はいかがですか？さっき食欲がないとおっしゃっていたようですが。

夕食が遅いせいもあるのか、朝はあまり食欲がないです。

そうですか。きっと夜に食べたものが、寝ている間には十分消化されずに、朝まで胃が消化を行っているために、空腹感がないのでしょうね。

Onepoint
夕食が遅い時の問題点を情報として伝える。

夕食をしっかり食べているので、朝食は食べなくても大丈夫ですよ。

こちらに内臓の活動時間を記したグラフ１があります。胃や肝臓は朝、活発に働くので、あまり働かない夜は食事を控え目にして、朝食をしっかり摂る方がいいようですね。できるだけ寝ている間は内臓を休めてあげると、朝の食欲も出てくるかもしれません。また、朝は体温が低いので、朝食を摂ることで体温が上昇し、代謝が活発になりますよ。

Onepoint
文献などからデータを引用して説明すると説得力があります。

表１

	最高値を示す時間帯
体温	午後３時頃
尿量	昼過ぎ
記憶力	正午ごろ
運動能力	夕方
酵素摂取量	夕方
肺活量	夕方

グラフ１（分泌機能（代謝活動の高さ）：肝臓、胃、膵臓、腎臓　7 8 9 10 11 12 13 14 15 16 17 18 19 20 21（時））

資料）（公社）日本栄養・食糧学会監修：時間栄養学（2009）女子栄養大学出版部
クロード・ショーシャ：体内リズムダイエット（2010）永岡書店

> **使い方**
>
> 　グラフは、内臓の活動時間を示したものです。それぞれの臓器は、体の中で重要な働きをしています。臓器の働きに目を向けてもらうときに、このグラフで説明を行います。
> 　このグラフから、肝臓は午前中に活発に働くことがわかります。夜には、働きが落ちてきますので、夕食に炭水化物や脂肪を含む食品、アルコールを多く摂ると、肝臓は休むどころか一生懸命働かなくてはならなくなり、負担がかかってしまいます。21時以降はアルコールや脂肪を控え目にして、夜は肝臓、膵臓を休ませてあげることが大切です。肝臓が活発に働いている朝に、たんぱく質、ビタミンをしっかり摂るように勧めてみましょう。

なるほど…。内臓の働きを考えて食事を摂ることも必要なのですね。

Q.5 欠食と生活習慣病の関係はあるの？

― ところで、最近、血糖値と中性脂肪が高くなってきたようですが、何か思い当たることはありますか？

― 朝はコーヒーだけで、昼はカップラーメン1個で、夜は食べたとしてもカロリーはそんなに摂ってないんだけどな～。

― 食事と食事の時間が空きすぎると、内臓脂肪がたまりやすいと言われています。Bさんは昼食後、夕食までの時間が長いですね。また、昼は軽く済ませているので、夜はその分多く食べていませんか？

― そりゃ、一番夕食がゆっくり食べられるし、お腹が空いているので、いろいろ食べるようにしています。

― その時のBさんの血糖値の動きは、こんな感じ（媒体を示して）で動いています。このように血糖リズムが乱れると糖尿病になるリスクが高くなると言われています。

Onepoint
次に検査値の気になる値と生活習慣の関係を、開いた質問で、確認していきましょう。

Onepoint
媒体を使用して血糖値の動きを示すとわかりやすいです。

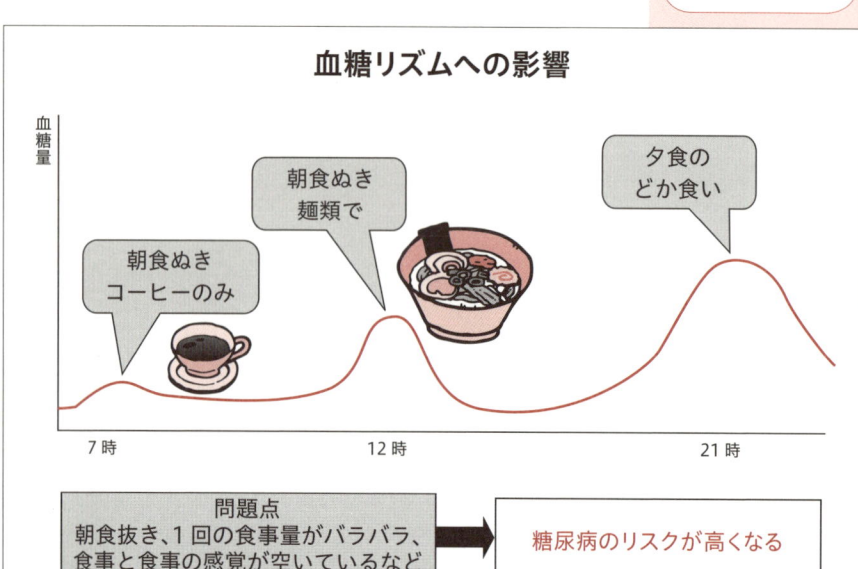

血糖リズムへの影響

血糖量

- 7時：朝食ぬき コーヒーのみ
- 12時：朝食ぬき 麺類で
- 21時：夕食のどか食い

問題点
朝食抜き、1回の食事量がバラバラ、食事と食事の感覚が空いているなど
→ 糖尿病のリスクが高くなる

> **使い方**
>
> 　朝食を欠食しない、腹八分目、栄養のバランスのよい食事を心がけると、血糖値は正常値内で規則正しく、ゆるやかに上昇するため、健康を維持することができます。しかし、図のように、朝食がコーヒーのみでは血糖の上昇は少なく、昼食は麺類などの炭水化物中心の食事では、急激な血糖の上昇と下降を起こします。また、夕食の量が3食の中で最も多いと、血糖は高くなっていきます。このような食生活が続くと、インスリンの分泌にも影響を与え、糖尿病のリスクが高まります。食事の量は、朝、昼はしっかり摂り、夕食は控えめにすることが基本です。生活習慣病の予防のために何ができるのか、具体的な話をしながら一緒に考えていきましょう。

そうか、だから血糖値が高くなってきたんですね。朝食は摂るようにした方がよいみたいですね。

Q.6 食事で仕事の効率アップはできる？

欠食したり食事が不規則だと、仕事中にお腹が空いて集中力がなくなったりしませんか？

確かに、少しイライラしたり疲れやすいような気がします。しかし、食事を摂る時間ももったいないような気がして…。

食事を摂ると、集中力が高まり、仕事の効率が上がることをご存知ですか？

Onepoint
具体的に仕事や生活にどのようなメリットがあるのか示します。

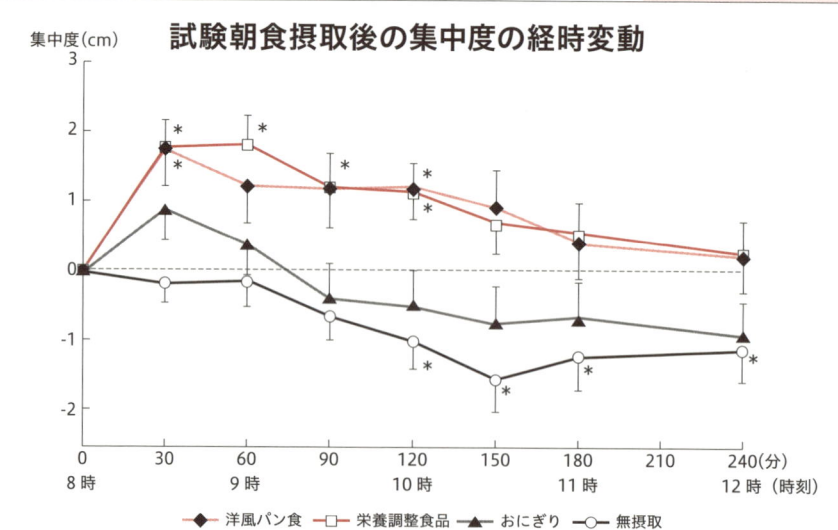

試験朝食摂取後の集中度の経時変動

凡例：◆ 洋風パン食　□ 栄養調整食品　▲ おにぎり　○ 無摂取

注）値は20例の平均値±標準誤差、*は前値との有意差（$p<0.05$）を示し、異なるアルファベットは試験食間の有意差（$p<0.05$）を示す。
縦軸の＋は集中できている、－は集中できていないことを表す。

資料）樋口智子他：朝食欠食および朝食のタイプが体温、疲労感、集中力等の自覚症状および知的作業能力に及ぼす影響、日本臨床栄養学会誌 29(1)(2007)

使い方

このグラフは、朝食欠食および朝食のタイプと集中力の関係を示したものです。欠食している人は時間の経過とともに集中力が低下することがわかります。効率よく仕事を進めるためには、欠食しないことが大切です。おにぎりを1個でも、できれば主食、主菜、副菜のそろった食事が集中力の維持につながります。

食事を摂ると集中力がアップして仕事の効率がよくなりますね。そうすると食事時間を取ることにもつながります。

朝食を摂るようにすると仕事と健康の両方によいということですね。

Q.7 朝食の基本はこれ！

👩 それでは、朝食に何か食べられそうですか？

👨 そうですね。どのような朝食がお勧めですか？

👩 基本は、糖質とたんぱく質を摂るとよいですね。

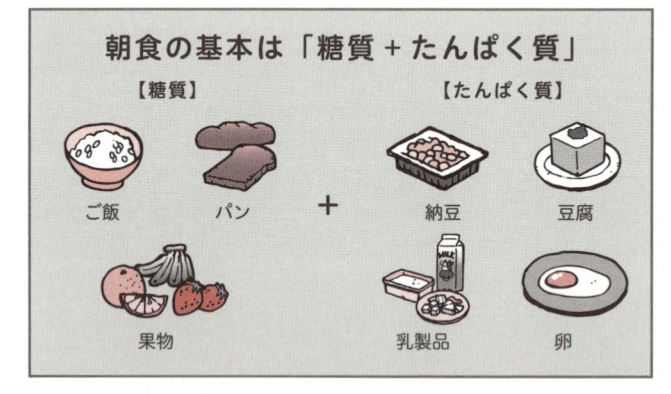

> **Onepoint**
> 具体的にどのような朝食がよいか考えていきます。

朝食の基本は「糖質＋たんぱく質」

【糖質】　　　　　　　　【たんぱく質】

ご飯　パン　＋　納豆　豆腐
果物　　　　　乳製品　卵

使い方

朝食の基本を考えてみましょう。

「主食＋主菜＋副菜」のそろった食事ができれば申し分ないですが、多くの人は、朝は忙しく食事の準備が難しいのが現状でしょう。少しでも栄養バランスがよくなるよう提案しましょう。

まず、糖質を多く含む「主食」は何を食べるのか、ごはん、パン、麺なのかを聞き取ります。その主食に合わせて、「たんぱく質食品（主菜）」を組み合わせていきます。簡単に用意できる卵や納豆、牛乳・乳製品などがお勧めです。次に、野菜料理（副菜）ですが、朝から料理は無理！という人は、せめて果物を添えると不足しがちなビタミンやミネラル類が少しは補えます。野菜ジュース（野菜汁100％、食塩・砂糖無添加）でもよいでしょう。パンに卵やハム、野菜を挟んだサンドイッチは1品でこれらが摂れるものですね。キーワードは、糖質＋たんぱく質です。

自分ではなかなか作れないのですが…。

簡単に作れる朝食もあるので紹介しますね。

お勧めの朝食

1. 食パンにハムとスライスチーズとトマトをのせて焼くだけのピザトースト
2. インスタントみそ汁にカットワカメや豆腐と水を入れて電子レンジで温めるだけの具だくさんみそ汁
3. ウインナーとキャベツなど残り野菜を一緒にお皿に入れて電子レンジで温める
4. きゅうりやパプリカのピクルスを時間のある時に作っておく（市販品の利用可）

コンビニでミックスサンドや、パン＋サラダ＋ヨーグルトの組み合わせなどもいかがですか？

Onepoint
初めからできそうにないことを説明するのではなく、できそうなことを提案します。

いいですね。サンドイッチを食べようかな。簡単なことならできそうです。

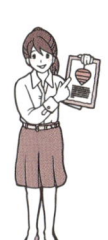

では、今回の目標を確認します。
1．朝食に糖質とたんぱく質を組み合わせて摂る
2．簡単に作れる朝食にチャレンジしてみる

まとめ

　食生活支援をしていると、朝食などを安易に欠食する人がいます。欠食にはその方の背景があります。相談者の抱えている生活全体を把握し、食事の大切さを一緒に考えていくようにします。簡単にできる料理や市販の惣菜の活用など、相談者ができそうなことを例として挙げることで、答えが見つかりやすくなります。

1．ワークライフバランスも考えて

　まずは、ワークライフバランスについてご自身が一度考える機会をもつことです。壮年期にある男性は、仕事が第一優先で健康に関心が少なくなりがちです。事例のような生活を送ると、栄養状況のみならず、疲労の蓄積からメンタルヘルスにも影響を与えてしまいます。急に心身の健康を崩す場合もあることを知ってもらうことが大切です。

2．生活リズムの見直し

　事例の場合、余暇は休息に充てています。自宅でゆっくりと過ごす時間がリラックスするときだと思われます。休日のうち少しの時間でも、運動習慣をつくることに充ててみるとよいでしょう。まず、自分の体力を知ること、体力がついていく過程では、規則的な食事や睡眠をとることの大切さに気付くきっかけになります。

3．ポジティブ思考

　事例のように飲酒習慣がない場合、比較的暴飲暴食は修正しやすいことを本人が知ることが大切です。今ある習慣の中で改善に向けて強みとなる、「飲酒習慣がないこと」を活かしていけることを伝えていきます。

4．疾患と食事・生活との関係

　血糖値、中性脂肪などの異常値については、それぞれが独立した指標ではなく、疾患は関連していることを知ってもらうことが必要です。動脈硬化や糖尿病は、食生活だけではなく、日常のストレスも大きく関与してきます。食を見直すことと同時に生活を見直すことを継続して支援していく必要があります。

COLUMN

菓子パン2個を軽く食べてます。

　「そんなに食べてないのに太ります。」という方に1日の食事内容を聞き取っていたとき、そんなに食べていない基準は？と思うことがありました。「朝食は軽く食べています。」とのことで、「軽く何を召し上がっていますか？」とたずねると、「クロワッサンとメロンパンなど菓子パン2個とコーヒーだけです。」とのこと。菓子パンはかなりエネルギーは多いのに、本人は軽いと思っていたようです。

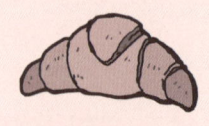

クロワッサン	デニッシュ	メロンパン
1個40g	1個100g	1個110g
179kcal	396kcal	450kcal

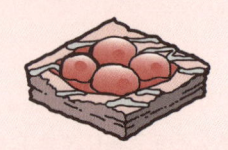

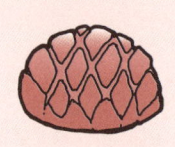

1日1食だけ！？

　食生活支援をしていると、若年者に1日1食と答える方がいらっしゃいます。それでいて、中性脂肪が高い！これはどういうことでしょう。確かに摂取エネルギーなど体に必要な栄養素が不足しているので、外見上は太って見えません。欠食する理由は、ダイエットであったり、食事に関心がなかったりといろいろです。挙げ句の果てに、「なぜ食事をしなくてはいけないの？」という質問が出てきます。これは、欠食が自分の問題と認識されていない例です。

　本当に1食だけなのかと話を聞いていくと、実は多くの間食が出てきます。お腹が空くので、食べるものが市販のお菓子、ジュースなどです。これでは中性脂肪が高くなっていても仕方がありません。本人は食べている認識がないので、1食なのです。「将来は立派なメタボ！！」冗談では済まされない実際にあった話です。

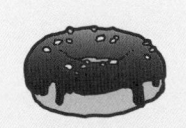

ドーナツ	アイスクリーム	飲料 250mL	プリン
約 200kcal	約 180kcal	約 120kcal	約 80kcal

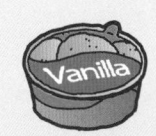

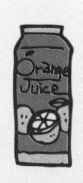

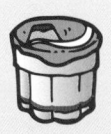

＊食品の裏を見る習慣をつけましょう。

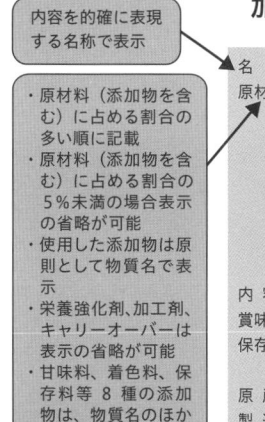

加工食品の基本的表示事項
（食品衛生法・JAS 法）

名　称	大豆加工品
原材料名	大豆（遺伝子組み換え不分別） とうもろこし（遺伝子組み換え） ○○(小麦粉を含む)、鶏卵 糖類（砂糖、果糖、ブドウ糖） 香料（乳成分、卵を含む） ビタミンC、保存料（ソルビン酸） 安定剤（ペクチン） 調味料（アミノ酸、いか由来）
内容量	90g
賞味期限	07.9.20
保存方法	直射日光を避け、常温で保存してください。
原産国	ニュージーランド
製造者	○○食品株式会社　MK 千代田区神田○○○
輸入業者	株式会社　○○総合商社 横浜市保土ヶ谷区○○町○-○

内容を的確に表現する名称で表示

- 原材料（添加物を含む）に占める割合の多い順に記載
- 原材料（添加物を含む）に占める割合の5％未満の場合表示の省略が可能
- 使用した添加物は原則として物質名で表示
- 栄養強化剤、加工剤、キャリーオーバーは表示の省略が可能
- 甘味料、着色料、保存料等8種の添加物は、物質名のほか慣用名の表示が必須
- 添加物によっては物質名表示に代えて一括名の表示が可能

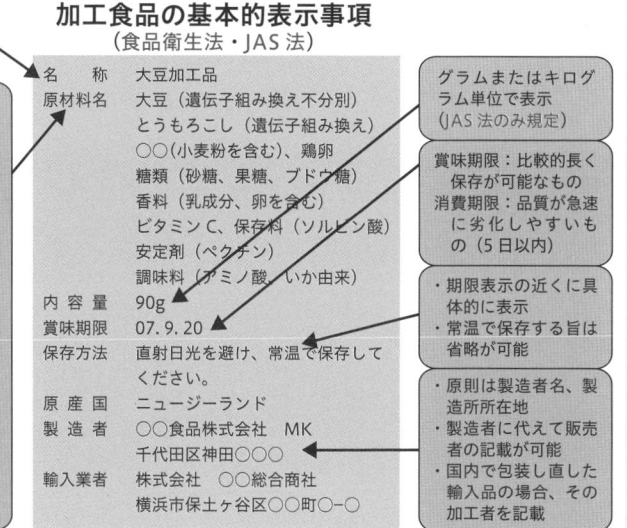

グラムまたはキログラム単位で表示（JAS法のみ規定）

賞味期限：比較的長く保存が可能なもの
消費期限：品質が急速に劣化しやすいもの（5日以内）

- 期限表示の近くに具体的に表示
- 常温で保存する旨は省略が可能

- 原則は製造者名、製造所所在地
- 製造者に代えて販売者の記載が可能
- 国内で包装し直した輸入品の場合、その加工者を記載

資料）消費庁：「食品表示」http://www.caa.go.jp/foods/index4.html より作成

第3章 偏食

　食の嗜好を変えることは難しく、支援を行っても抵抗を示す人が多いため、行動変容に結びつけることは容易でありません。しかし、食べ方の偏りによって肥満や脂質異常症などの生活習慣病を発症する方が増えています。そこで抵抗を招くことなく、少しでも偏食を改善してもらえる効果的な支援方法について考えてみましょう。

この事例に対し、あなたならどう支援しますか？

事例 Cさん 55歳 男性

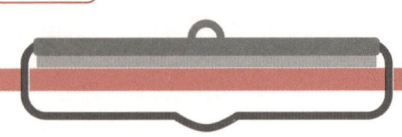

身体所見・検査結果

	身長（cm）	175
	体重（kg）	78
	BMI（kg/㎡）	25.5
	腹囲（cm）	88
血圧	拡張期血圧（mmHg）	90
	収縮期血圧（mmHg）	146
血糖	空腹時血糖値（mg/dL）	125
	HbA1c（%）（NGSP）	6.2（JDS 5.8）
脂質	中性脂肪（mg/dL）	220
	HDL-C（mg/dL）	40
	LDL-C（mg/dL）	170

世帯状況：4人家族（妻・息子2人）
仕事内容：デスクワーク
食事内容：肉類・油料理を多く食べる
　　　　　魚料理は週1回程度
　　　　　昼食：主食のみ
飲酒習慣：1日ビール350mL
運動習慣：なし
喫　煙：1日30本

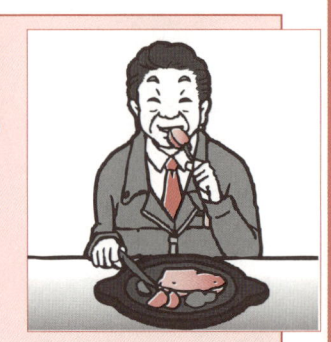

面談の進め方とポイント INTERVIEW

Q.1 主食・主菜・副菜のそろった食事とは？

👤「食事は、1食に主食・主菜・副菜がそろうと栄養のバランスがよくなると言われていますが、Cさんの食事は、いかがですか？」

👤 主食は、ごはんですよね。主菜・副菜って何ですか？

👤「主食」は、体を動かすエネルギー源の炭水化物を含んでいるごはん、パン、麺類などの食品で、「主菜」は、魚や肉、卵、大豆製品など体をつくるたんぱく質を多く含む食品です。「副菜」は、体の調子を整えるビタミンやミネラル、食物繊維を多く含む野菜や海藻などです。Cさんは、何か不足していると思う食品はありますか？

👤 魚や大豆製品は、食べることが少ないかな。野菜は食べるようにはしています。肉類でたんぱく質は摂れているから、大丈夫だと思います。

Onepoint
「栄養バランスのとれた食事」をという支援はとても漠然としていて、一般の人には簡単なようでもわかりにくいのです。具体的に話を展開していきましょう。

Onepoint
自分の食事を振り返ってもらい、何が不足しているか、考えてもらいます。

Onepoint
ここで、1日の食事を聞き取りながら話を進めていきましょう。

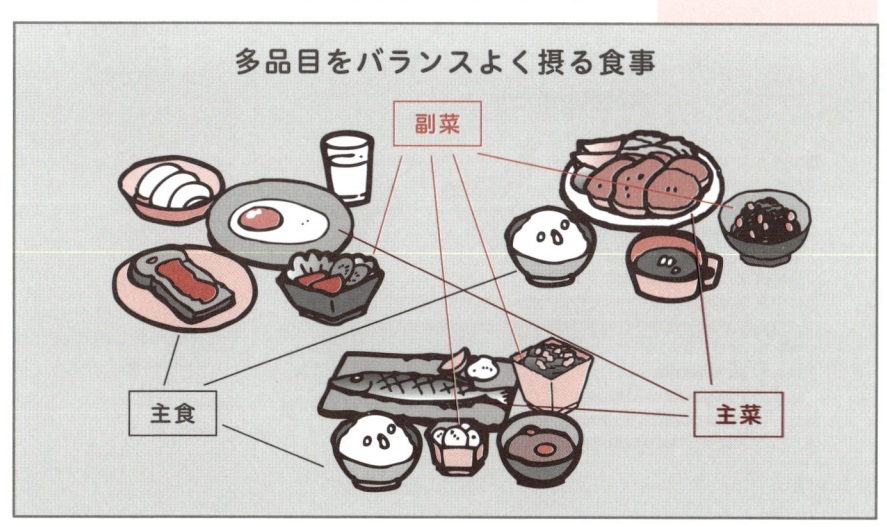

多品目をバランスよく摂る食事

（副菜／主食／主菜のイラスト）

第3章

47

Q.2 肉類に偏った食事を摂るとどうなるの？

Cさんは肉料理がお好きなんですね。肉料理で、よく食べるメニューを教えていただけますか。

そうだなあ、昼食はカツ丼や牛丼、カレーが多いです。夜は、仕事仲間と居酒屋に行き、焼き鳥や串カツ、焼き肉などが多いですね。肉を食べたら元気が出る気がするのですが、肉ばかりだといけないですか？

肉類は、体をつくるたんぱく質や鉄、ビタミンB群など、Cさんがおっしゃる通り、体を元気にしてくれる栄養素が多く含まれています。ただ、肉類に偏った食事をしていると、血液中の脂質（LDLコレステロール）を増やす原因になります。

だから、LDLコレステロールが高い状態が続いているんですね。

肉が必ずしもいけない訳ではなく、肉の部位によって含まれているアブラの量は変わってきます。

Onepoint
相手の嗜好をまず聞き、日頃の食傾向を把握することが必要です。

Onepoint
最初に否定するのではなく、肯定的な意見を述べた後で、食べ方と検査値の関係に気付いてもらいましょう。

Onepoint
肉を否定してしまうと、全く肉を食べなくなることもあるので、肉の部位によって脂質量が異なることを具体的に説明することが大事です。

肉類に含まれるアブラの量
食品60g当たり

部位	アブラの量 (g)
鶏ささみ	0.5
鶏もも皮なし	2.3
鶏挽肉	5
鶏もも	8.4
牛もも	8
牛挽肉	9.1
牛ロース	22.3
牛バラ肉	25.6
豚ヒレ	1
豚もも	6.1
豚挽肉	9.1
豚ロース	11.5
豚バラ肉	20.8

> **使い方**
> 　牛肉や豚肉は控えているが、鶏肉はヘルシーだから食べても大丈夫と思っている方も少なくありません。鶏肉でも皮付きのもも肉は、豚肉のヒレ肉やもも肉よりも脂質が多いことが、このグラフからわかります。肉は、脂肪の少ない部位を上手に選ぶことができるよう、具体的に説明するとよいでしょう。

いつも食べているのは、アブラが多いなあ。

Q.3 魚が苦手な人はどうすればよいの？

魚は苦手なようですが、どうしてでしょうか？

魚は、骨があるでしょう。骨を取って食べるのが面倒だからあまり食べないんですよ。

では、刺身や骨ごと食べられる小魚はいかがですか。

つい、好きな肉類から食べてしまいますが、好きではないけど、刺身なら食べようと思えば食べられます。

魚を食べる回数が月1回の人に比べて、月2回以上の人は、食べる回数が多いほどラクナ梗塞の発症率が減少する傾向があるという報告もあります。EPA、DHAって聞かれたことありますか？

ああ、サプリメントで見たことがありますが、よくわかりません。

魚に含まれる脂肪酸のことです。EPA、DHAは脂質の構成成分で、LDLコレステロールを減らす働きがあります。以下の表に食品に含まれる脂肪酸を示しました。これから魚料理を増やしてみませんか？

Onepoint
魚を食べない方には、食べない理由についても質問してみましょう。

Onepoint
ラクナ梗塞は、日本で多くみられる脳梗塞の一つで、高血圧による動脈硬化が最大の原因です。脳の細い血管が痛めつけられながらも破れずに長期間を過ぎ、次第に詰まって脳の深い部分に小さな梗塞ができます。

Onepoint
エビデンスを示して魚を食べた方がよいのかなと本人が思うように支援を進めましょう。

食品に含まれる脂肪酸

飽和脂肪酸を多く含む食品
- バター
- ピュアココア
- ラード
- チョコレート
- 生クリーム
- 肉の脂身（鶏の皮も含む）
- 牛乳

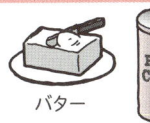

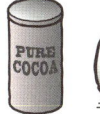

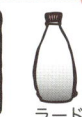

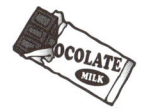

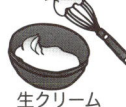

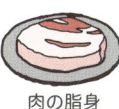

不飽和脂肪酸を多く含む食品

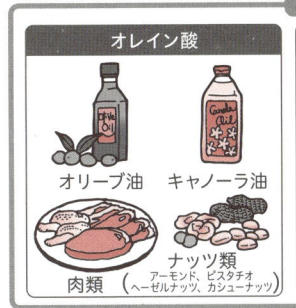

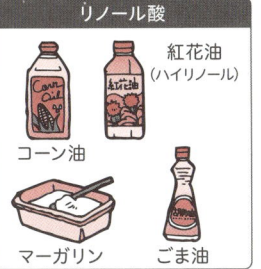

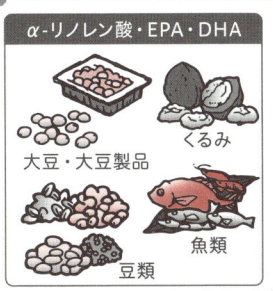

オレイン酸
- オリーブ油
- キャノーラ油
- 肉類
- ナッツ類（アーモンド、ピスタチオ、ヘーゼルナッツ、カシューナッツ）

リノール酸
- 紅花油（ハイリノール）
- コーン油
- マーガリン
- ごま油

α-リノレン酸・EPA・DHA
- 大豆・大豆製品
- くるみ
- 魚類
- 豆類

使い方

　脂肪酸は、それぞれ体内で重要な働きをしています。一般的に飽和脂肪酸は、摂り過ぎると血液中のコレステロール（LDLコレステロール）を増加させ、不飽和脂肪酸は、低下させると言われています。しかし、いくら体によい働きをする脂肪酸でも、偏って摂り過ぎるとよくありません。いろいろな脂肪酸をバランスよく摂ることが大切ですが、体質や健康状態に合わせて摂り方を考えることが必要です。日本人の食事摂取基準では、DHAおよびEPAを1日1g以上摂取することが望ましいとされています。
　まず最初に「アブラというとどのような食品を思い浮かべますか？」と、アブラを含む食品を挙げてもらい、その食品を脂肪酸別に分け、働きや適正量について具体的に指導を行います。

では、まぐろの刺身を食べようかな。

Onepoint
媒体を使用して、食品に含まれる脂肪酸とLDLコレステロールとの関係をわかりやすく説明しましょう。

Q.4 麺類と丼物の組み合わせは、なぜ悪いの？

👤 今回の検査で中性脂肪が高いようですが、中性脂肪が高くなった原因は何だと思いますか？

👤 肉や油物を多く摂ると、上がるのではないですか？

👤 そうですね、油の多い物を摂ると中性脂肪が上がります。そのほかに中性脂肪が上がりやすい原因が5つあります。Cさんが思い当たることはありますか？

> 1. 炭水化物を多く含む食品（ごはん、麺類）が多い
> 2. 果物が多い
> 3. 甘い菓子類・飲料が多い
> 4. アルコールが多い
> 5. 運動不足

👤 肉や油以外に、炭水化物やアルコールの摂り過ぎも中性脂肪を上げるのですね。

👤 野菜（副菜）が摂れないこんな組み合わせで食べていませんか？

> ● ラーメン＋チャーハン＋餃子
> ● うどん＋いなり寿司
> ● そば＋おにぎり
> ● お好み焼き＋ごはん
> ● 焼きそば＋ごはん
> ● 菓子パン＋おにぎり

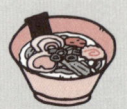

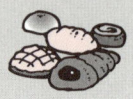

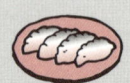

Onepoint
中性脂肪に関する知識の確認をします。

Onepoint
中性脂肪を上げる原因をいくつか挙げてみて、自分はどれに当てはまるか考えてもらいましょう。

Onepoint
さらに具体的な例を示し、問題点を明確にしていきます。

確かに、昼食にごはん物と麺類の組み合わせが多いです。このことが原因になっているのでしょうか？

そうですね。原因の一つと考えられますね。ごはん物と麺類の組み合わせは、炭水化物の重ね食いで、毎日のこととなると中性脂肪を上げる原因になりますね。食後、中性脂肪が高いことも冠動脈疾患のリスクになるので注意が必要です。

Onepoint
問題がわかったら、次に改善できることを考えてもらいます。

Q.5 栄養のバランスのとれた食事は？

では、栄養のバランスについて、このカードを使用して考えていきたいと思います。子どもの頃、トランプで遊んだことはありますか？

はい、ババ抜きや七並べなどで遊びました。

ここに食品が描かれたカードが並んでいます。Cさんの普段の朝食、昼食、夕食の組み合わせを自由に選んでみてください。

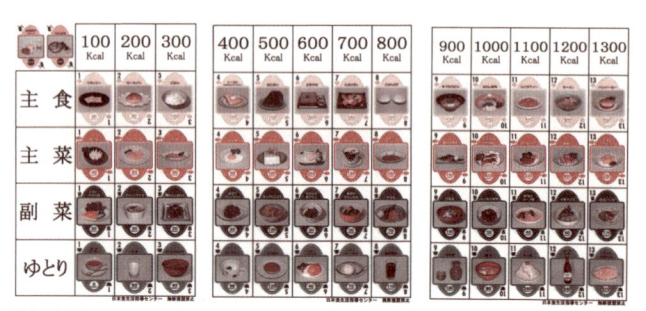

Onepoint
- 媒体を利用し、バランスのとれた食事を考えます。
- ゲーム感覚で、カードを選ぶことで、自分の不足している食品に気付いてもらいます。
- 日頃の食の嗜好や食べ方が反映され、自分の食べ方や食品の選び方の傾向に気付くきっかけになります。

注）実際のカードは主食・黄色、主菜・赤色、副菜・緑色、ゆとり・青色
資料）（株）日本食生活指導センター：バランスカード

使い方
1. 主食、主菜、副菜、ちょっとゆとりのもう1品の4組のカードが1から13までと、ジョーカーの代わりのデビルカード2枚の合計54枚あります。
2. 1枚1枚に食品または料理の写真とエネルギーが表記されており、遊びながらバランスのよい組み合わせとエネルギーを理解することができます。
3. 1から13まで主食、主菜、副菜、ちょっとゆとりの1品のカード4枚の合計のエネルギーはそれぞれ100から1,300kcalまでの献立になっています。

朝食は、青色カードの牛乳コップ1杯だけ。昼食は、黄色カードのざるそばとおにぎり、夕食は、赤色カードのから揚げ、冷奴、えびの天ぷら、茶碗蒸しに青色カードのビールや日本酒です。

では、計算してみましょう。朝食は60kcal、昼食は440kcal、夕食は1,100kcalで1日の合計が1,600kcalです。

この量は、多いですか？

Cさんは、今の体型から計算すると、1,600〜2,000kcalになります。

適正エネルギー（kcal）＝
標準体重（kg）×身体活動量25〜35kcal
軽労作：25〜30kcal
普通の労作：30〜35kcal
※高齢者や肥満の人はやや低め、やせた人ではやや高めとします。
資料）（一社）日本糖尿病学会：糖尿病治療ガイド2012-2013より作成

じゃあ、ちょうどいいですね。

エネルギーを見るとちょうどいいですね。実は、このカードは黄色が主食、赤が主菜、緑が副菜、青がゆとり（楽しみ）の1品になっています。例えば、1のカードを組み合わせると100kcal、7のカードを組み合わせると700kcalになります。この4食を組み合わせることで、栄養のバランスがとれた食品の組み合わせになります。Cさんはいかがですか？

なるほど、僕は黄色と赤色のカードが多くて、緑色のカードがないです。

Onepoint
黄色、赤色、緑色など色で変化をつけて話を進めていくとわかりやすいです。

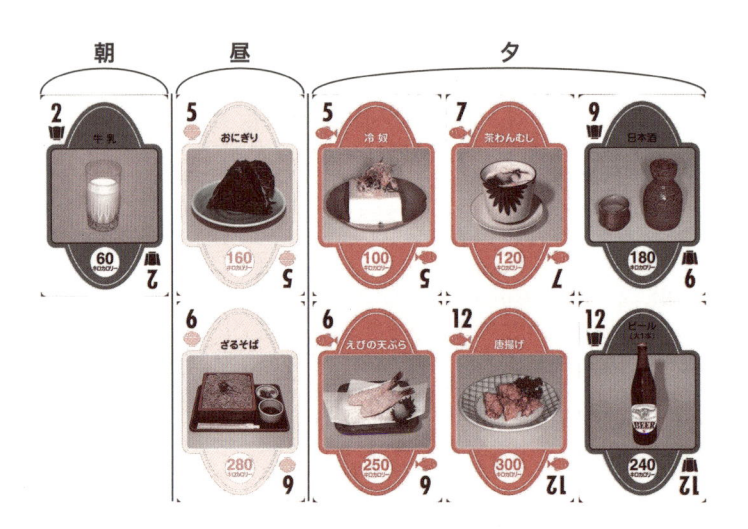

朝	昼	夕		
2 牛乳 60	5 おにぎり 160	5 冷奴 100	7 茶わんむし 120	9 日本酒 180
	6 ざるそば 280	6 えびの天ぷら 250	12 唐揚げ 300	12 ビール(大1本) 240

そうですね。Cさん、緑のカードを入れるように料理を入れ替えてみませんか？

では、昼のおにぎりをひじきの煮物と中華サラダに変えて、夕食の茶碗蒸しを野菜炒めにするとどうですか？

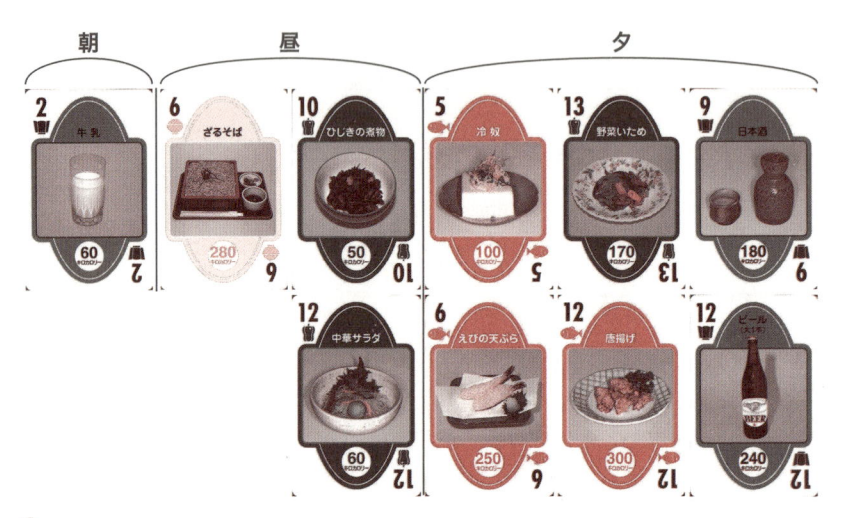

朝	昼	夕			
2 牛乳 60	6 ざるそば 280	10 ひじきの煮物 50	5 冷奴 100	13 野菜いため 170	9 日本酒 180
		12 中華サラダ 60	6 えびの天ぷら 250	12 唐揚げ 300	12 ビール(大1本) 240

緑のカードが3枚入りましたね。エネルギーはほぼ同じで、栄養バランスがよくなりましたね。あと、朝食が牛乳だけなので、もう少し考えてみましょう。

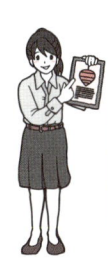

では、今回の目標を確認します。
1．肉料理と魚料理を交互に摂るようにする
2．ごはん物と麺類の組み合わせの回数を控える
3．1食に主食・主菜・副菜のそろった食事を摂る

まとめ

　忙しい毎日を過ごしている方の中には、食への関心が低く、空腹を満たすことだけが食事の目的になっている方も少なくありません。また、子どもの頃から築き上げた嗜好もあり、無意識に偏った食事になっていることもあります。
　しかし、加齢とともに、その偏った嗜好が原因となり、さまざまな生活習慣病を引き起こしてしまいます。食習慣を変えることのメリットをわかりやすく説明し、自ら少し変えてみようかなと思ってもらえるような支援方法を身に付けていきましょう。

1．適正なエネルギー量
　事例のように食べ盛りの子どもがいる場合、家族全員が子どもたちと同じボリュームのある食事を摂っているかもしれません。まずは、年齢と活動量を考慮したエネルギーを知ってもらいましょう。

2．自己管理を勧めましょう
　事例は、朝食が牛乳のみなので、少しずつ食事量を増やす提案をしてみましょう。昼食は家族の協力が得られれば、お弁当を持参することもよいでしょう。お弁当のルールとしては、事例にあったカードの色が揃うようにします。できれば、おかずをお弁当に詰める係はご本人が担当するよう勧めてみましょう。食事のバランスを覚えていくことにつながります。夕食は、魚を食べる日を増やすよう提案しましょう。トンカツや焼き肉などの食事から魚に変えていくには、まずは、白身魚のフライ、南蛮漬け、照り焼きなどの洋食に近い料理を取り入れるとよいでしょう。

3．減塩にも気を付けて
　事例の高血圧は、塩分を摂り過ぎていることが考えられます。だしや香辛料、酸味（レモン、酢など）などを活用することで、しょうゆやソース、ドレッシングなどの調味料を控えられることを知ってもらいましょう。また、みそ汁や麺類の汁、加工食品の塩分についてもお伝えします。事例は、治療が必要な数値となっています。自己判断をしないよう、受診を勧めます。

COLUMN

肉は牛肉だけ？

　「肉は、ほとんど食べていません。」と言う方の食事記録を見ると、鶏肉やハムやウィンナーなどの加工食品をよく食べている場合があります。牛肉または豚肉だけを肉として捉え、鶏肉はヘルシーだから大丈夫と思っている方も多いようです。

　コレステロールが高い方の中には、肉を控え過ぎたために、栄養のバランスが悪くなっている方もいます。肉の部位によるエネルギーや脂肪酸の違い、1日の必要量についてわかりやすく支援しましょう。

魚は骨を丈夫にする？

　魚は、カルシウムが摂れると思い込んでいる方がいます。確かに小魚など骨ごと食べられる魚は、骨の成分であるカルシウムを多く摂取することができます。しかし、魚はそれだけではありません。

　背の青い魚（さば、さんま、ぶりなど）や、さけ、まぐろの赤身には、ビタミンDが含まれています。ビタミンDには、カルシウムの吸収を助ける働きがあります。魚の小骨が苦手という方には、ビタミンDの働きを説明しましょう。まぐろやさけの刺身やぶりの照り焼きなど、骨を気にせず食べられる魚料理を勧めるとよいでしょう。

第4章 飲酒

　　男女問わずお酒*を飲む人が増えています。昔は、お酒は「百薬の長」と言われ、血の巡りがよくなることから果実酒、薬酒に活用し貴重なものでした。適量摂取で動脈硬化や脳卒中、心臓病を予防する効果があることもわかってきています。その反面、食欲を増進する効果があり、肥満傾向にある人も増えています。お酒に限らず嗜好品を控える支援は難しく、困ったことはありませんか？お酒とうまく付き合う方法を一緒に考えるようにしてみましょう。

＊本章でのお酒は、日本酒、ビール、焼酎、ワイン、ウイスキー等アルコール飲料全般を指します。

この事例に対し、あなたならどう支援しますか？

事例 Dさん 58歳 男性

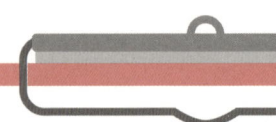

身体所見・検査結果

	身長（cm）	175
	体重（kg）	78
	BMI（kg/㎡）	25.5
	腹囲（cm）	90
血圧	拡張期血圧（mmHg）	80
	収縮期血圧（mmHg）	136
血糖	空腹時血糖値（mg/dL）	125
	HbA1c（%）（NGSP）	6.2（JDS 5.8）
脂質	中性脂肪（mg/dL）	220
	HDL-C（mg/dL）	40
	LDL-C（mg/dL）	170
肝臓	AST（GOT）（IU/L）	24
	ALT（GPT）（IU/L）	2
	γ-GTP（IU/L）	136

世帯状況：妻と2人暮らし（子どもは独立）
仕事内容：タクシーの運転手
食事内容：不規則な食事、外食、中食が多い
飲酒習慣：1日3合、休肝日なし
運動習慣：なし
喫　　煙：1年前に健康のためやめた

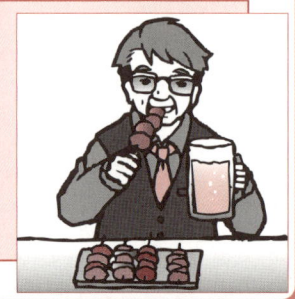

面談の進め方とポイント INTERVIEW

Q.1 お酒を飲む習慣が続くとどうなるの？

Dさんのお仕事は、タクシーの運転手ですが、食事は不規則になりますか？

そうなんです。夜勤もあって不規則で、運転していて疲れます。だから、栄養もしっかり摂るようにしています。

栄養を摂るようにしているとは、具体的にはどのようなことですか？

疲れたときは糖分を摂ったらよいというので、ジュースを飲むようにしています。

そうなんですね。食事では？

夜勤明けに、ビールと鶏のから揚げや焼き鳥などのおかずを食べます。これがうまいんだ！

仕事の後のお酒が楽しみなのですね。食べた後はすぐに寝ますか？

そうです。やっぱりだめですかね～

BMIが高く、飲酒の習慣が続くと死亡率が高くなるというデータ*があります。

*加藤眞三：アルコールの栄養学的問題、臨床栄養 119（6）622-629（2001）

Onepoint
相手とのコミュニケーションがとれている場合は「開いた質問」で情報を収集します。

Onepoint
ジュースを控えるコメントを入れたいところですが、この時には入れません。相手の回答を否定し、新たな情報や本音が出にくくなるからです。果糖の問題についてはまとめを参照（P.69）。

Onepoint
飲酒の害について説明し、飲み過ぎがよくないことを自覚させます。

第4章

Q.2 「プリン体」って何？

最近の血液検査はどうですか？

γ-GTPと尿酸値が高くなってきています。γ-GTPは肝臓の状態を診ると聞いていますが、尿酸って何ですか？

レバーや青背の魚などに多く含まれるプリン体を多く摂ると尿酸ができ、本来は排泄されますが摂取量が多い状態が続くと、血液中に尿酸が増えます。尿酸値が高い方は1日のプリン体は400mg以下にするように言われていますが、Dさんはどうでしょうか？

Onepoint
血液検査等を使うことで、現実の状況を自覚させ、問題が他人事でないことを感じさせます。

Onepoint
アルコールだけの問題でないことを考えてもらいます。

食品のプリン体含有量（100gあたり）

きわめて多い （300mg～）	鶏レバー、まいわし干物、いさき白子、あんこう肝酒蒸し、かつお節、煮干し、干ししいたけ
多い （200～300mg）	豚レバー、牛レバー、かつお、まいわし、大正えび、まあじ干物、さんま干物
少ない （50～100mg）	うなぎ、わかさぎ、豚ロース、豚バラ、牛肩ロース、牛肩バラ、牛タン、マトン、ボンレスハム、プレスハム、ベーコン、つみれ、ほうれん草、カリフラワー
きわめて少ない （～50mg）	コンビーフ、魚肉ソーセージ、かまぼこ、焼き竹輪、さつま揚げ、かずのこ、すじこ、ウインナーソーセージ、豆腐、牛乳、チーズ、バター、鶏卵、とうもろこし、じゃがいも、米飯、パン、うどん、そば、果物、キャベツ、トマト、にんじん、だいこん、はくさい、ひじき、わかめ、こんぶ

資料）高尿酸血症・痛風の治療ガイドライン（第2版）（2010）を一部改変

アルコール飲料中のプリン体含量（mg/100mL）

アルコール飲料		含量
蒸留酒	焼酎（25%）	0.0
	ウイスキー	0.1
	ブランデー	0.4
醸造酒	日本酒	1.2 〜 1.5
	ワイン	0.4 〜 1.6
	紹興酒	7.7 〜 11.6
	ビール	3.3 〜 8.4
	地ビール	4.6 〜 16.7
	低アルコールビール	2.8 〜 13.0
	発泡酒	0.1 〜 3.9
その他	ビールテイスト飲料	1.3

資料）高尿酸血症・痛風の治療ガイドライン（第2版）(2010)より最小値と最大値を掲載

使い方

1. 高尿酸血症の方の食事支援では、プリン体の多いものを控えなければなりません。この表を活用しましょう。
2. 1日の摂取量が、プリン体として400mgを超えないようにしましょう。
3. アルコールの種類や量を考えてもらうよう、何をどのくらい飲むのか、具体的に決めるときに役立ててください。

また、アルコールの量が増えると痛風の発作の発症も高くなるとも言われています。アルコールが多く、肉中心で食べ過ぎると高尿酸となりますが、心当たりはありますか？

確かに、ビールと焼き鳥や刺身、冷奴などをよく食べますし、ビールの量も多いですね。

Q.3 アルコールのおつまみは何がよい？

では、何を食べればよいですか？肉より魚ですか？

そうですね、魚介類を増やすのがよいと思われます。しかし、Dさんは尿酸値が高く、プリン体の少ない魚介類がよいですね。

例えば？

白身魚などです。それと野菜を多く食べることもポイントです。野菜は、尿酸を排泄しやすくしてくれます。どんな野菜だったら食べられますか？

野菜の煮たものは苦手です。

では、こんなものはどうでしょう？

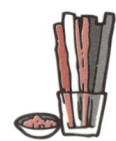

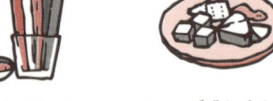

- 野菜スティック
- チーズ盛り合わせ
- おでん
- お浸し
- トマトスライス
- 冷奴や湯豆腐

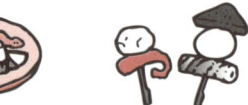

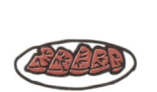

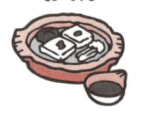

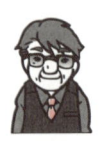

生野菜やお浸しなら食べられるので取り入れてみます。

> **Onepoint**
> 質問があれば、その場で問題を解決して質問に答えます。

> **Onepoint**
> 抵抗的な回答であっても、逆らわず、食べられるものを一緒に探してみましょう。

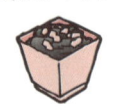

Q.4 アルコール類はどう選ぶ？

👩 では、飲んでいるアルコールについても考えてみましょう。何を飲んでいらっしゃいますか？

👨 ビールは500mL缶を2本と、日本酒を2合くらいです。

👩 アルコールを考えるとき、2つのことを考えます。プリン体と純アルコール量です。まず一つめのプリン体ですが、ビールはプリン体が多いですね。アルコールだけで、1日55.6mgを摂取しています。焼き鳥でレバーを食べたらプリン体を400mg以上摂っているかもしれませんね。

👨 だから尿酸値が上がっているのか…。

👩 あと、もう一つの純アルコール量ですがDさんは男性ですので、肝臓に負担をかけないためには、1日に純アルコール量は20g以下にしたいところですが、Dさんは84gと約4倍多く摂っています。

> **Onepoint**
> プリン体の量を数字で示し、過剰であることをはっきりさせます。

> **Onepoint**
> 純アルコールについて説明が必要な場合は、説明しましょう。

第4章

主な酒類換算の目安

種類	ビール	清酒	ウイスキー	焼酎	ワイン
目安量	500mL	（本醸造酒）180mL	60mL	180mL	120mL
エネルギー	200kcal	193kcal	142kcal	263kcal	88kcal
アルコール度数	5%	15%	40%	25%	12%
純アルコール量	20g	22g	19g	36g	12g

資料）日本食品標準成分表 2010 より算出

> **使い方**
> 1．尿酸値の高い人は、アルコールの過剰摂取をしないよう説明しましょう。
> 2．高血圧症で医師よりアルコール制限の指示がある場合、適正摂取量として、男性で20～30g、女性で10～20g（エタノール換算）とされています。
> 3．アルコールの度数によってエネルギーが変わります。
> 　　純アルコール量（g）＝飲酒量（mL）×アルコール度数（％）×0.8（エタノール密度）
> 　　（例）ビールを500mL飲んだ場合：500（mL）×0.05×0.8＝20（g）
> 　　つまり、20gのアルコールを摂取していることになります。
> 4．対象者に合わせて適量が守れるよう、何をどのくらい飲むか、一緒に考えましょう。

Q.5 アルコールを飲むなら、どう飲めばよい？

— Dさん、食生活など何かできることがあれば改善していきたいですか？

— そりゃ〜、今のままではよくないことはわかっているから、改善できることがあればしたいです。

— アルコールの量、頻度、寝る前の食事など、どんなことができそうですか？

— 飲むことはやめられません。ビールがよくないなら日本酒にします。それか、焼酎は体によいと聞くから焼酎でもよいかな。

— 例えば、焼酎なら飲み方、量はどのくらいにできますか？

— ん…お湯割りで3杯くらいかな〜。

— 例えば、焼酎をお湯で薄く割ると1杯40mL、3杯だと120mLになります。プリン体も少なく、純アルコールは24gなので1/4にすることになります。20gは切れませんが、飲む量として目標にしたい量ですね。

— へえ〜、焼酎に変えてみるかな。

— ええ、そうですね。でも、よいからと言って、たくさん飲むと意味がなくなります。要は、飲む量は今までと同じではいけないこと、そして、飲む量を決めたらそれ以上飲まないようにすることです。

Onepoint
●将来の自分を考えてもらいます。そうしたいのか聞くことで、相手の思いに合わせた方法を一緒に考えていくことができます。
●あくまでもできることを考えてもらいます。量を決めるのは相手です。正しい方向に導くようにしましょう。

Onepoint
決めた量が適量であるかどうか、数字にして示してみると、相手も納得しやすいです。

第4章

Q.6 休肝日は本当に必要？

保健師: Dさん、今日は、アルコールの話を中心にしてアルコールの種類と量、一緒に食べるものを考えてきました。今日からどのように変えていくのか、もう一度まとめてみましょう。

Dさん: 肉より魚や野菜を食べるようにすること、ビールと日本酒を焼酎にすることです。

保健師: そうでしたね。焼酎はどのくらいまでにするのでしたか？

Dさん: 薄めにして3杯。

保健師: もう一つ確認です。飲むのは毎日ですか？それとも日にちを決めて飲むようにするのですか？

Dさん: できればやめる日を作ればいいのでしょうが、それはちょっと難しいです。

保健師: 禁酒すれば肝機能の改善は早いですが、Dさんの場合、難しいようですね。本当は週に2日飲まない方がよいですが、これについては、今回の改善点を行ってみてから考えましょうか？

Dさん: そうします。

Onepoint
今までの話のまとめを相手にさせることで、お互いの確認ができます（要約）。

Onepoint
● 目標をもたせ、実行させるためには、具体的な数字にしておくことが大切です。
● 面接が次回ある場合は、改善目標は段階的に考えていきます。
ジュースの問題もそうです。アルコールだけでなくジュースの量も改善できそうであれば、改善目標の一つに加えてもよいですし、次回に取り上げます。
● 改善の目標数は、3つ以内にします。多くすると実行できないことが多いです。

Onepoint
まずは、できることから少しずつはじめ、やればできるという、自信をもたせます。

1週間に2日は休肝日を！
アルコールの飲み方によって健康への影響は違ってくることが、厚生労働省研究班「多目的コホート研究（JPHC研究）」主任研究者・津金昌一郎国立がんセンター予防研究部長）の研究調査によって明らかになりました。厚生労働省としては1週間に2日の休肝日を設けるよう勧めています。

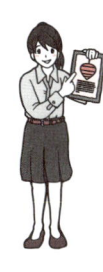

> では、今回の目標を確認します。
> １．アルコール類を飲むとき、生野菜やお浸しを一緒に食べる
> ２．ビールを焼酎の湯割りに変え、１日３杯までとする
> 第一段階として実行してみましょう。課題として、今日は話していませんが、ジュースの量や、休肝日については、次の時に考えてみましょう。

まとめ

　冒頭にも述べましたが、好きなものをやめるのは、とても難しいことです。一生を通してどのように飲んでいくのか、今の状態がこのまま続くと将来はどうなるのかなどを切り口にして、飲酒の問題を考えてもらうようにすると相手も考えてくれやすいようです。

　改善目標は数字にして具体的にしていきましょう。休肝日を決める時は、何曜日にするのか、そこまで決めてください。改善目標を多くすると実行できないことが多いので、多くても３つまでとします。

１．生活習慣にも着目した節酒支援

　事例は、不規則な仕事と緊張が続く仕事であるため、仕事と離れたときにリラックスした時間をもつために、飲酒は精神的に効果があります。このような場合、飲酒そのものをやめるよりは、食事、飲酒量、生活習慣に関するアドバイスをする方が効果的です。

２．食事と尿酸値の関係

　事例のように尿酸値が高い場合、飲酒以外に、糖質やたんぱく質の摂り過ぎにも注意が必要です。焼き鳥やレバーなどを野菜の串などに変えていくことを勧めます。また、ショ糖や果糖の過剰摂取にならないよう、ジュースではなくお茶などを摂ることを勧めます。過剰な果糖は尿酸値を上げるため、スポーツドリンクも要注意です。１日の水分量は、尿量が 2,000mL になるように十分に摂ることを勧めます。また、尿をアルカリ化するような食品である、ひじきやわかめ、野菜などを摂るよう伝えます。

３．自己効力感を高める

　節酒すると血液検査のγ-GTP が改善されます。その検査値を見ることで成功を実感でき、さらにやる気をもつことができます。おつまみの選び方、休肝日の設定、アルコールの量や種類などの具体的な支援を行い、できることを積み重ね、自己効力感を高めるようにしていくとよいでしょう。

COLUMN

ビールはダメで、日本酒や焼酎は大丈夫！？

　飲酒習慣のある尿酸値の高い方と話をしていると、ビールはプリン体が多いと気付きます。しかし、飲酒をやめたくない方はどうしたら飲めるかを考えるのでしょう、「日本酒にします！」とか「焼酎ならいいですよね？」と即答される方が多くいます。アルコールを変えても、改善につながらないというデータもあります。いったん、習慣になったことを変えるのは難しいものです。

　また、減らし方も人それぞれです。休肝日を設ける、冷蔵庫にビールを決めた量だけ冷やす、焼酎にして薄めて飲むなど、その方に合った方法を考えていきましょう。もちろん、禁酒できればよいのですが、急にやめて我慢した結果、ストレスがたまり、かえって深酒をするという方もいます。無理なくできそうな方法を一緒に考えていきましょう。

飲んだ後に締めのラーメンがうまい！！

　アルコール類を飲んだ後、「ラーメン」を最後に食べる方がいます。食べたり飲んだりで過剰摂取になっているにもかかわらず、ラーメンをさらに1杯食べる！これでは、生活習慣病になってもおかしくありません。では、なぜラーメンが食べたくなるのでしょう？

　アルコールは体内に入ると、主に肝臓で分解されます。そのとき、ブドウ糖が使われるため、一過性の低血糖を起こし、いいにおいのするラーメン屋があると、空腹感を感じて食べたくなるのではないかと考えられています。ラーメンでなくても、自分の好きなものであれば食べられるようです。体のことを考えるとよくない行動なのですが、アルコールで神経も麻痺して気が大きくなっていると、「ラーメンを食べに行こう！」ということになってしまうようです。

第5章　低栄養・痩せ

　現代は、肥満による生活習慣病が問題とされている一方で、20代を中心とした女性の痩せが問題になっています。
　いくら食べても太らない体質の方もいますが、低栄養や痩せの人に対しては、体重を増やす支援ではなく、何をどれくらい食べたらよいのかを具体的に支援する必要があります。また、高齢者の痩せに対しては、検査値から貧血や低栄養の可能性を読み取る必要があります。

この事例に対し、あなたならどう支援しますか?

事例 Eさん 30歳 女性

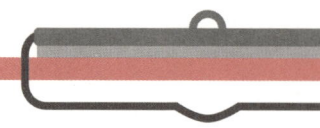

身体所見・検査結果

	身長 (cm)	158
	体重 (kg)	45
	BMI (kg/㎡)	18.0
	腹囲 (cm)	62
血圧	拡張期血圧 (mmHg)	70
	収縮期血圧 (mmHg)	100
血糖	空腹時血糖値 (mg/dL)	65
	HbA1c (%) (NGSP)	5.1 (JDS 4.7)
脂質	中性脂肪 (mg/dL)	89
	HDL-C (mg/dL)	50
	LDL-C (mg/dL)	60

世帯状況:一人暮らし(独身)
仕事内容:洋服の販売員
食事内容:朝食:コーヒー1杯
　　　　　昼食:パン類
　　　　　夕食:中食
　　　　　就寝前:サプリメント摂取
飲酒習慣:なし
運動習慣:なし
喫　煙:喫煙歴なし
愁　訴:最近疲れやすく、風邪をよくひいて体調を崩しやすい

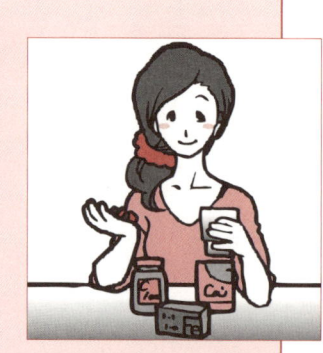

面談の進め方とポイント INTERVIEW

Q.1 適正な体重とは？

Eさんは、自分にあった適正体重をご存知ですか。

私にとっては、今の体重がちょうどよいようにも思えるのですが、よく痩せすぎじゃないかと言われます。でも太りたくないし…。

では、健康を保つための適正な体重について説明しますね。体格を表す指標としてBMI（Body Mass index）があります。これは、体重と身長の関係から算出される肥満度を表す体格指数です。

BMI ＝現体重（kg）÷身長（m）÷身長（m）
BMI ＝ 22　最も健康的かつ病気になりにくい値

BMI22から離れるほど有病率は高くなります。ただし、これはあくまでも統計的に生活習慣病になりにくい範囲を表しているものであって、スタイルの良し悪しではありません。

えっ、私はBMI18です。やはり、痩せているのですか？

BMI値	判定
18.5未満	低体重
18.5～25未満	普通体重
25～30未満	肥満（1度）
30～35未満	肥満（2度）
35～40未満	肥満（3度）
40以上	肥満（4度）

資料）（一社）日本肥満学会：肥満症診断基準2011

Onepoint
まず最初に、自分が理想とする体重を確認することが大事です。

Onepoint
健診結果などにBMIの記載がありますが、理解していない相談者も多いので、簡潔に説明しましょう。

Onepoint
どの判定になるのか、一緒に計算をして求めてみましょう。

第5章

Q.2 適正な摂取量はどれだけ？

BMIの判定では、Eさんは低体重の判定でしたが、適正な栄養が摂取できているかどうか、見てみましょうか？

はい。

では、昨日の1日の食事を聞かせていただけますか？

朝はだいたい食欲がないので、コーヒーを砂糖、ミルクなしで飲みます。昼はコンビニでサンドイッチや菓子パン1個と野菜ジュースを飲んでいます。夜はおにぎり1個と卵焼きとトマト1個、インスタントのわかめスープでした。

その日の食事の結果を見てみましょうか。

Onepoint
相手に同意を得ながら次のステップに入ります。この時、それまでのまとめをすると、会話の展開がわかりやすくなります。

食事調査方法の種類

1. 24時間思い出し法
2. 食物摂取頻度調査法
3. 食事記録法（秤量法、目安量法）
4. 分析法（陰膳法）

食の診断結果 あなたは…

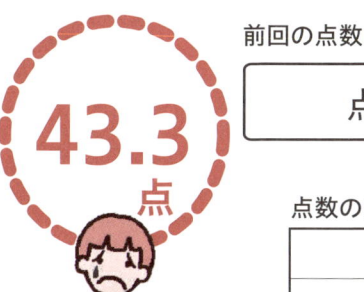

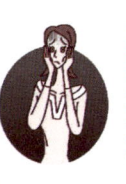

43.3点

前回の点数 　点

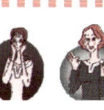

▼イラストイメージ
やせすぎ　ふつう　太りすぎ

50点未満　50〜70点未満　70点以上

この点数は食診断の結果に基づくものです。

点数の内容

項　目	点数/満点	目標値
食生活全体に関わるもの	8.5点/15点	8点
食事量・内容に関わるもの	22.0点/6点	47点
生活習慣に関わるもの	12.8点/25点	25点
合計点	43.3点/100点	80点

食品群摂取状況

【グラフのみかた】
- 　の範囲が理想的です。
- 　は不足
- 　摂り過ぎ
- 範囲外に飛び出している方は、要注意！早めに改善しましょう。
- 清涼飲料とアルコールについては飲んでいない場合は表示されませんが強いて摂る必要はありません。
- 清涼飲料とは甘い飲み物、スポーツドリンクを含みます。

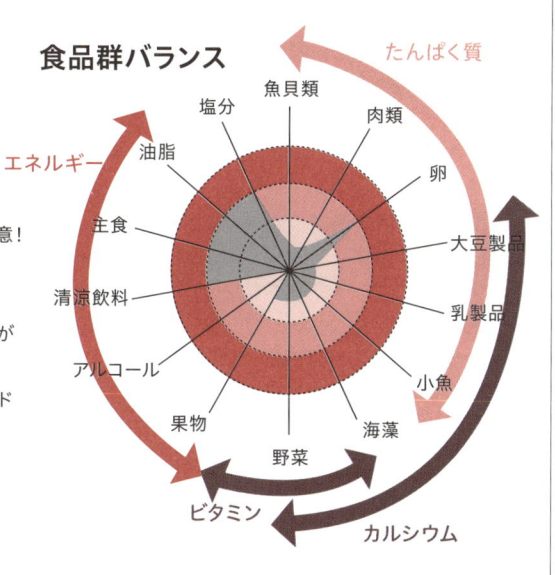

食品群バランス

たんぱく質：魚貝類、肉類、卵、大豆製品、乳製品、小魚
カルシウム：海藻
ビタミン：野菜、果物
エネルギー：アルコール、清涼飲料、主食、油脂、塩分

資料）（株）日本食生活指導センター：「食」の診断アドバイスのアウトプット用紙

第5章

Q.3 痩せているとどんな病気になるの？

では、結果です。健康な体をつくるたんぱく質を多く含む食品や、体の調子を整えるビタミンやミネラルを多く含む野菜・海藻が不足しているようですね。

不足したらどんな病気になるのですか？

たんぱく質、カルシウムの不足は骨粗鬆症、鉄の不足は貧血の原因になります。心当たりはありませんか？

そうですね…。

骨のチェックをしてみましょう。

> **Onepoint**
> 栄養解析に基づき、具体的に過不足のある栄養素を提示し、食品や料理に展開していきましょう。

> **Onepoint**
> すぐにカルシウムを摂るよう支援するのではなく、媒体を使用して、骨の健康度をチェックしてもらいます。
> 自分のどんな生活習慣がカルシウム不足を招いているかを知り、問題に気付いてもらうことが大切です。このようなチェックシートを使用し評価を行い、食事と運動の指導に活用しましょう。

骨の健康度をチェックしてみましょう
- □ 1日の生活の中で、あまり歩かない
- □ 最近身長が低くなった
- □ ダイエットをしたことがある
- □ 欠食をすることがある
- □ 牛乳・乳製品をあまり食べない
- □ インスタント食品や主食だけの食事が多い
- □ 小魚や海藻はあまり食べない
- □ 大豆や大豆製品はあまり食べない
- □ 色の濃い野菜は嫌いで食べない
- □ スナック菓子や清涼飲料水をよく摂る

10～7つ	骨が危険な状態かもしれません。今すぐ食事を見直しましょう。カルシウムの多い食品を摂るようにします。定期的な運動も心がけてください。
6～3つ	骨の密度が減少しているかもしれません。今からでも遅くありません。好き嫌いのない食事をしましょう。生活の中で歩くことも取り入れて、骨を丈夫にしましょう。
2つ以下	今のところ大丈夫でしょう。これからも食生活と運動で骨密度をキープしましょう。

貧血になりやすい食生活をチェックしてみましょう
□朝欠食をすることがよくある
□昼食を外食やコンビニ弁当で済ますことが多い
□加工食品（インスタント・冷凍食品）をよく使う
□肉類や卵をほとんど食べない
□色の濃い野菜をほとんど食べない
□食事の量が少ない

＊チェックの数が多くなるほど、貧血が心配されます。
資料）野々村瑞穂他：知っておきたい食生活の基礎知識（2007）第一出版

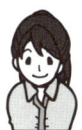

骨のチェックはいくつあてはまりましたか？

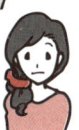

7個です。

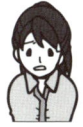

7個以上ですと、骨の状態が心配ですね。今すぐ食事の見直しが必要です。鉄は、どうでしたか？

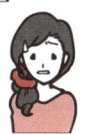

貧血のチェックもほとんどあてはまります。

貧血を解消するためには鉄だけでなく、たんぱく質やビタミンCも重要な栄養素です。主食・主菜・副菜のある定食型の組み合わせの食事は、これらの栄養素がバランスよく含まれています。幕の内風のお弁当や定食型を意識して選ぶようにしてみましょう。

Onepoint
チェック項目の個数から骨の健康度について自覚を促します。

第5章

Q.4 サプリメントを摂っていたら大丈夫？

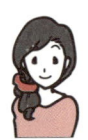

でも、私、サプリメントを飲んでいるから大丈夫じゃないですか？

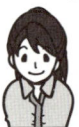

そうですね。Eさんはサプリメントも利用しているようですね。どういったときにどのようなサプリメントを摂っていますか？

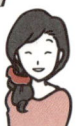

マルチビタミンを寝る前に飲みます。マルチビタミンならすべてのビタミンが摂れるのですよね。

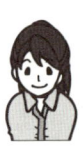

サプリメントを摂ることは決して悪いことではありませんが、マルチビタミンを摂っているから食事はあまり食べなくても安心というわけではないですよ。基本的な食事の前に健康食品について考えてみましょう。

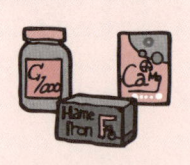

Onepoint
どのような目的で、どのようなサプリメントを日頃摂っているのか情報を収集します。

Onepoint
サプリメントだけではいけないと頭から否定するのではなく、自分に適したサプリメントを選択し、正しく活用できるように説明します。

飛びつく前によく考えよう！

天然・自然の素材だから安全・安心？
天然・自然由来のものは、アレルギーの可能性や品質レベルをよく検討しましょう。

健康食品で病気が治る？
病気の人が健康食品を利用するにはリスクがあります。飲んでいる薬との相互作用もありますので医師や専門家に相談しましょう。

体験談がこんなにたくさん？
その体験談は「ホント」かな？客観的に明らかでない製品に、過度な期待は寄せない方がよいでしょう。

「専門家」「有名人」が言ってるから安心？
専門家「ひとりだけ」の情報はあてになりません。テレビや雑誌などのマスメディアからの情報も冷静に受け止めましょう。

有効成分が入っているから効果がある製品？
「成分の情報」「製品の情報」は全く別のものです。必ずしも一致しないことに注意しましょう。

動物実験で効果を実証？
動物実験の結果を単純にヒトに当てはめることはできません。動物とヒトでは消化や吸収のしくみなどが違うので同じには考えられません。

資料）厚生労働省：健康食品の正しい利用法

そうなんですね。マルチビタミンだったら全て入っているので、一番よいのかなと思っていました。では、どのようなサプリメントを摂ったらよいですか？

Eさんが不足していない栄養素まで摂る必要はないですものね。「食」の診断の結果を参考に、Eさんに必要な鉄やカルシウムなどを含んだ食品を見直してみましょう。

まずは食事をきちんと食べて、足りないところをサプリメントで補うということですね。でも、体がいつも疲れていて、元気が出ないことが多いです。

疲れやすいようですね。では、疲れがたまりにくい食事について考えてみましょう。

Onepoint
身体の症状の気になる点を聞き、食品、サプリメント等の話につなげましょう。

Q.5 疲れがたまりにくい食事は何を食べたらよいの？

最近では、疲れのメカニズムの研究が進み、疲労回復を促す食品が報告されています。

どのような食品を食べたらよいのでしょうか？

こちらの表にある食材は、疲労させない効果が期待できるものです。イミダゾールペプチドとは、疲労回復に効果のある成分として最近注目されていて、鶏のむね肉やまぐろなどに多く含まれていています。疲れの症状に合わせて食品をうまく摂れるといいですね。

Onepoint
身体の不調を回復するために、お勧めの食品と、その食品を使用した簡単レシピも紹介するとよいでしょう（p.149参照）。

抗疲労効果が実証された成分

成分	効果	食材
イミダゾールジペプチド	抗酸化作用・抗疲労	鶏むね肉・ささ身・まぐろ・かつお骨格筋
ビタミンB_1	抗疲労作用	豚肉・うなぎ
トリプトファン	傷んだ細胞の修復	牛乳・肉類
CoQ10	運動負荷後の疲労軽減	いわし・さば・豚肉・うなぎ
カルニチン	慢性疲労回復	赤身肉・鶏肉・魚・乳製品
カテキン	肝臓における酸化を抑制	緑茶

資料）福田早苗：食生活 104（9）(2010) を一部改変

使い方

これは、抗疲労効果が実証された成分を含む食材を示した表です。
イミダゾールペプチドは、疲労回復にとても効果のある成分として最近注目されており、鶏のむね肉やまぐろなどに多く含まれています。疲労の症状ごとに効果的な栄養素を示すときの媒体として使用します。しかし、疲労回復によいからと摂り過ぎると、エネルギーや脂質、たんぱく質の過剰摂取になることも忘れずに伝えましょう。

疲れの症状に合った栄養素と食べ方

疲れのタイプ	食品選びのポイント	栄養素
胃腸の疲れ	消化・のどごしがよい食品（だいこんおろし・やまいも）、食欲を増進する香りをもつ食品を選ぶ（たまねぎ・にんにく）、酸味をきかす（酢・レモン）	ビタミンC アリシン
運動後の疲れ	運動前後に十分な糖質とクエン酸（果物）、酢酸を同時に摂取	糖質 たんぱく質 クエン酸
目の疲れ・肩こり	網膜色素を構成するビタミンAは油と一緒に摂ると吸収しやすい	ビタミンA・C・E
ストレス・心の疲れ	ストレスにより減少するたんぱく質、ビタミンB群、抗酸化食品を積極的に摂る	βカロテン ビタミンC・E ビタミンB群 カルシウム

> **使い方**
> 疲れの感じ方は、個々に異なりますが、症状を十分に聞き取り、症状に合わせて食品に含まれる栄養素の効用を伝えましょう。さらに、食事から摂取しようという気持ちになるよう、具体的に料理に展開して説明を行うとよいでしょう。

はい。鶏のむね肉、まぐろですね。

Q.6 不足している栄養素の上手な摂り方は？

Eさんは、鉄とカルシウムが不足していましたね。では、どんな食品にカルシウムが多く含まれているかご存知ですか。

牛乳、チーズ、小魚ですよね。

そのとおりです。そのほかに、小松菜など色の濃い野菜やひじきなどがあります。鉄の多い食品は何かわかりますか？

レバーですか？私はレバーが苦手です。

鉄は、赤身の肉や魚など動物性食品に多く含まれます。Eさんは毎日の食事でこれらの食品が摂れていますか？

肉はあまり食べないですね。時々、ほうれん草のお浸しやひじきの煮付けは買っています。

そうなんですね。鉄もほうれん草、ひじきなどからは吸収が悪いのですが、たんぱく質とビタミンCと一緒に摂ることで、吸収率がよくなります。つまり、肉や魚と新鮮な野菜を一緒に摂ると吸収率がアップします。ここに簡単なレシピ（p.149参照）もあるので参考にしてくださいね。

Onepoint
全て答えを伝えるのではなく、自分で考えながら軌道修正をしていきましょう。

Onepoint
お勧めの食品と、その食品を使用した簡単レシピも紹介するとよいでしょう。

鉄の種類

鉄の種類	特徴	吸収率
ヘム鉄	動物性食品に多く含まれる。レバー、赤身肉、赤身魚など。	15～25%
非ヘム鉄	植物性食品に多く含まれる。ほうれん草、ひじきなど。	1～5%

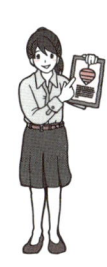

> では、今回の目標を確認します。
> 1．鉄やカルシウムを多く含む食品を意識して摂る
> 2．疲労を回復する食品を毎日の食事に組み合わせて摂る

まとめ

　メディアでは、ダイエットの話題が多く取り上げられ、痩せる必要のない女性の食事制限や偏った食事による栄養不足が問題となっています。また、栄養ドリンクやサプリメント等を過信している傾向もあるようです。
　まず、BMI18.5未満の場合、食生活を聞き取り、必要な栄養素が摂れているかチェックをすることが大切です。特に女性は、鉄やカルシウムの不足が貧血や骨粗鬆症の原因となることも多いので十分注意を促しましょう。具体的に、どんな食品を摂ればよいか、調理法などを示して支援を行いましょう。

1．心理的アプローチの配慮
　事例は、まず、健康的な体型のイメージができていないことが問題です。モデルなどの痩身美への憧れは、現代の女性の多くがもっており、憧れが深刻な摂食障害へとつながる危険があります。
　肥満に比して痩せの女性へのアプローチは、食事だけでは難しい場合が多くあり、摂食障害などの危険もあることから、心理面の専門家との連携が必要となる場合があります。

2．アプローチの視点を変えて
　栄養について伝えるだけでは、改善が難しいこともあります。事例のような場合は、「美しさ」を大切にしている傾向があります。「健康的に美しくなる」という視点からアプローチをして、関心を引いてみてはいかがでしょうか。

3．低栄養による身体的影響
　事例は、月経周期への影響は多大であり、周期が乱れるのみならず停止してしまう恐れがあります。そうなってしまうと、少しの努力では月経を再開することはできなくなります。卵巣機能にも影響し、骨粗鬆症に拍車をかけてしまいます。このようなことを知らない女性が多いため、深刻な問題であることを、場合によっては婦人科の専門家から伝えることが必要です。

4．自分に適したサプリメントを選択し、活用するために
　マルチビタミンなら全ての栄養が含まれているから安心と思い、食事をおろそかにしている人も少なくありません。まずは、専門家（医師、薬剤師、管理栄養士）が、相談者の食生活を聞き取り、不足している栄養素を伝えましょう。食事から摂取することが基本ですが、難しい場合は効果的なサプリメントの摂り方を指導しましょう。何らかの

疾病で服薬している方や肝臓や腎臓に疾患がある方などが、サプリメントや健康食品を摂るときは、必ず専門家に相談することを伝えましょう。

　また、サプリメントは薬ではないので、効果についても個人差があります。3カ月飲んでも効果がないときは、やめてみるなど、摂り方についてのアドバイスも具体的に行うことが必要です。

COLUMN

細過ぎるモデルは仕事がない！

　さっそうと歩くモデルは、女性の憧れですが、細ければ細いほどよいとは限らないようです。フランスでは、一流のモデルの採用条件に、BMI18.5未満は、不採用とのこと。痩せ過ぎによる貧血や体調不良は雇用する側としても問題であると注目してきたからです。女優や歌手の方でもやはり、痩せ過ぎによる体調不良で、舞台やコンサートなどの中止はよくありませんね。

　相談者に適した健康体重を維持できるよう、食事の大切さを伝えていきましょう。

体重が減少し、糖尿病がよくなった？

　血糖値が高い状態を放置している方が少なくありません。ある事例では、30代の頃、不規則な食生活により体重が1年で10kgほど増えて血糖値が上がり、食事療法を勧められたが、仕事が忙しく放置し、かなり血糖値が高くなってから糖尿病外来を受診されました。

　一方、体重が減ってきたので、血糖値が下がっていると誤解し、体重減少に対する危機感がなく受診をしていなかったケースもあります。また、糖尿病は太っている人が発症すると誤解しているケースもあります。

　血糖値が高い状態は、血中の糖が多くあるにもかかわらず、細胞に取り込まれずにいます。体はエネルギー不足となり、体たんぱくを分解するため、急激な体重減少を起こすことがあります。体重に変化があったときは、「なぜ、増えたのか？」、「なぜ、減ったのか？」を振り返ることが大切です。

第6章　外食

　現在、外食を利用する人はやや減少していますが、依然、その利用は高い状況です。仕事をしている相談者の場合、昼食を外食で済ませる人が多いようです。外食と一言に言ってもその種類はさまざまです。丼物や麺類などの単品ものやファーストフードを利用するとどんな問題があるのでしょう。

この事例に対し、あなたならどう支援しますか？

第6章

事例 Fさん 28歳 男性

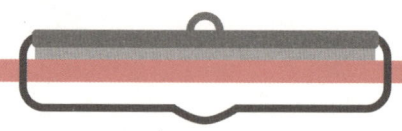

身体所見・検査結果

	身長（cm）	180
	体重（kg）	78
	BMI（kg/㎡）	24
	腹囲（cm）	86
血圧	拡張期血圧（mmHg）	90
	収縮期血圧（mmHg）	135
血糖	空腹時血糖値（mg/dL）	87
	HbA1c（%）（NGSP）	5.0（JDS 4.6）
脂質	中性脂肪（mg/dL）	98
	HDL-C（mg/dL）	50
	LDL-C（mg/dL）	167

世帯状況：一人暮らし（独身）
仕事内容：会社員で営業部に所属
食事内容：昼食：外食
　　　　　魚・野菜はほとんど食べない
飲酒習慣：なし
運動習慣：なし（学生時代は野球をしていた）
喫　　煙：1日20本

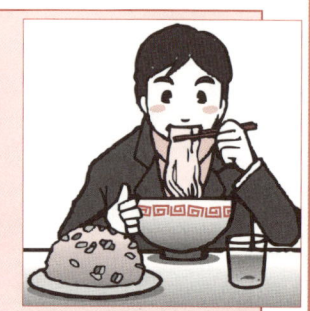

面談の進め方とポイント INTERVIEW

第6章

Q.1 ファーストフードや丼物はなぜよくないの？

— Fさんは、営業職で外回りが多いようですが、食事は不規則になりませんか？

— そうですね、特に昼食は会社回りをしてその近くで食べることになり、時間も不規則になります。

— そういうとき、どんなものを食べるのですか？

— 早くたくさん食べろと鍛えられたこともあり、丼物や麺類を食べることが多いです。あと、ハンバーガーが好きでよく食べます。

— 学生時代に何かしていたのですか？

— 野球です。

— 学生時代に運動をしていたら、食べる量も多かったと思いますが、量は減りましたか？

— それが、あまり変わっていません。そのためなのか体重が学生のときより10kg増えました。

— 外食は意外にエネルギーが高いものが多く、脂肪も多いですからね。

> **Onepoint**
> 職場環境や生活環境を聞き取り、現在相談者が置かれている現状を確認するところから始めましょう。

> **Onepoint**
> 食事量の確認、問題を明らかにすることもできます。

87

Q.2 エネルギーが高いと脂質も多い！？

― 丼物や麺類をよく召し上がっているようでしたが、具体的にどのようなものを食べていますか？

― ラーメンやチャーハンです。

― 外食の中でも洋食や中華は油を多く使っているのをご存知ですか？

― いいえ。例えば、チャーハンは、どのくらいあるのですか？

> **Onepoint**
> 食べている料理の問題点を提示しましょう。

外食のエネルギー比率

チャーハン

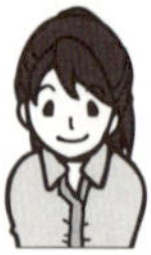

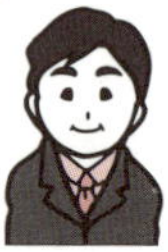

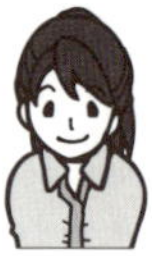

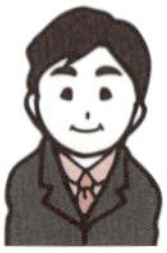

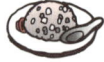

エネルギー (kcal)	645
たんぱく質 (g)	15.4
脂質 (g)	27.4
炭水化物 (g)	78.8
塩分 (g)	3.1

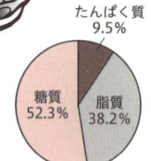

たんぱく質 9.5%／糖質 52.3%／脂質 38.2%

ハンバーガーセット

エネルギー (kcal)	684
たんぱく質 (g)	19.5
脂質 (g)	29.9
炭水化物 (g)	84.1
塩分 (g)	2.2

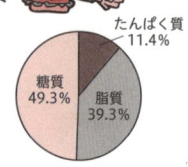

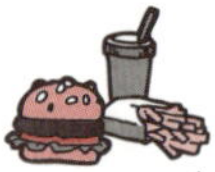

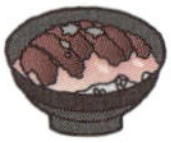

たんぱく質 11.4%／糖質 49.3%／脂質 39.3%

カツ丼

エネルギー (kcal)	978
たんぱく質 (g)	36.9
脂質 (g)	40.0
炭水化物 (g)	108.8
塩分 (g)	2.9

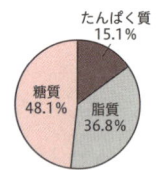

たんぱく質 15.1%／糖質 48.1%／脂質 36.8%

てんぷらそば

エネルギー (kcal)	970
たんぱく質 (g)	37.2
脂質 (g)	14.8
炭水化物 (g)	168.0
塩分 (g)	4.7

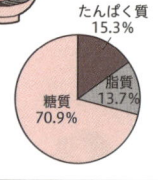

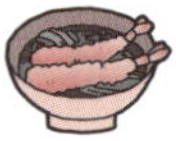

たんぱく質 15.3%／糖質 70.9%／脂質 13.7%

使い方

1. 料理の栄養価とPFC比バランスを円グラフで示したものです。
2. 料理の栄養的な問題点、例えば、塩分量、脂肪のエネルギー比率、野菜の使用量など、具体的な話ができます。
3. これは、ほんの一例です。対象者のよく食べているものがわかれば、オリジナルのグラフを作成し、リストアップしましょう。

見えない「アブラ（油・脂）」に気を付けなければいけません。大盛りなら、この1.5～2倍あると思ってください。

運動をしなくなって、同じ量を食べていたら当然太りますね。

そうですね。学生時代に同じ量を食べていても太らなかったのに、社会人になって10kg増えたということは、食べたエネルギーを消費できず、体に蓄積させたのかもしれませんね。

油物はエネルギーが高いと聞いていますが、揚げ物だけではないのですね。気を付けます。ところで、揚げ物はそんなにエネルギーが高いのですか？

Q.3 揚げ物はエネルギーが高いのはなぜ？

けっこう油物がお好きなような気がしますが、いかがですか？

そうなんです。夜は、ビールを飲みながら食べるので揚げ物が多いです。

例えばどんなものですか？

串カツ、鶏のから揚げなどです。

例えば、同じ豚肉でも生姜焼きとトンカツでは、エネルギーが2倍以上違います。パン粉をつけた衣は油の吸収が一番多いので、エネルギーが高くなってしまうのです。

鶏のから揚げの方がエネルギーは低いですか？

鶏のから揚げは衣は小麦粉だけなので、油の吸収はカツより低いですが、皮付きのもも肉なので肉自体の脂が多く、トンカツとそれほど変わりません。

Onepoint
質問を投げかけることで、食事の問題点を認識させることができます。

Onepoint
調理方法によって、エネルギーが異なることを説明します。また、何を選ぶかの参考にします。

Onepoint
質問に対しては、正しい情報を簡単明瞭に伝えます。

調理法によるエネルギーの違い

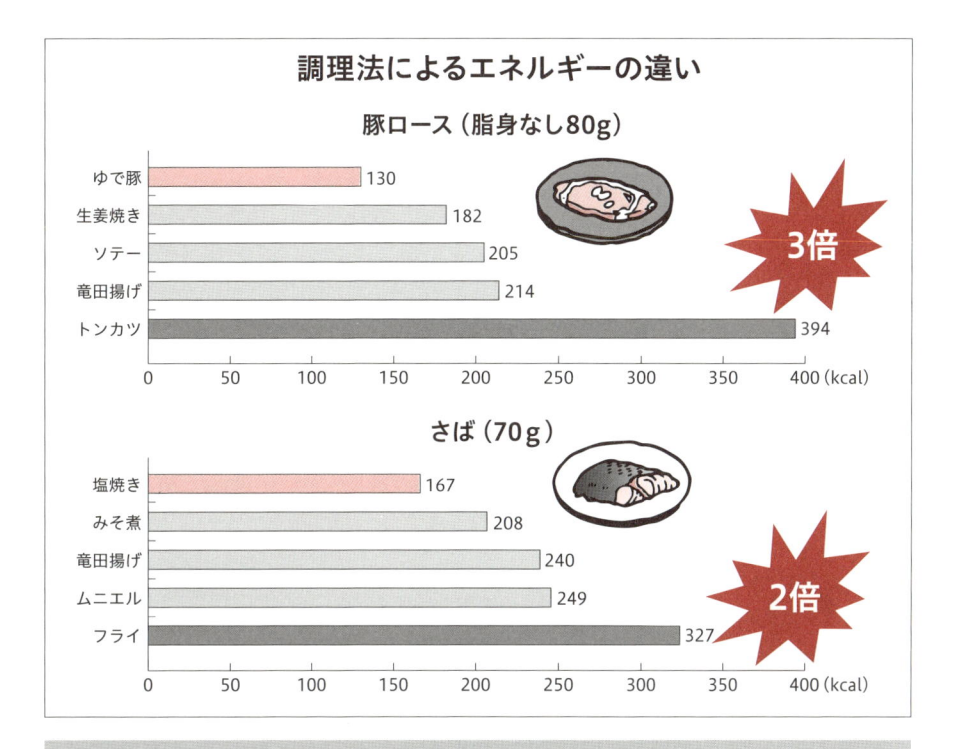

豚ロース（脂身なし80g）

調理法	kcal
ゆで豚	130
生姜焼き	182
ソテー	205
竜田揚げ	214
トンカツ	394

3倍

さば（70g）

調理法	kcal
塩焼き	167
みそ煮	208
竜田揚げ	240
ムニエル	249
フライ	327

2倍

使い方

1. 調理法による豚肉とさばのエネルギーの違いを示したグラフです。
2. 「揚げる」場合、エネルギーが2〜3倍になります。
3. 油料理を控える支援をするとき、「揚げ物」だけでなく「油を使った料理」を説明するときにもお使いください。サラダのドレッシングやマヨネーズを油脂と認識している人は少ないです。

Q.4 外食で摂る「アブラ（油・脂）」は？

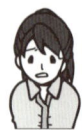

Fさんは、今回の検査でLDLコレステロールが少し高くなってきているようですね。

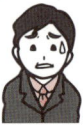

やはり、油物がいけないのですか？

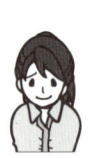

そうですね、お話を伺った中で問題点はいくつかあります。単品物、洋食や中華が多いこと、揚げ物や肉中心の食事であること。また、活動量が減っているにもかかわらず、学生時代と同じ量を食べていることも問題と思われます。

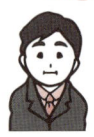

量は減らしたいとは思いますが、食事の内容はあまり変えたくありません。

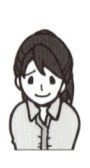

今はまだ若いので、何も症状は出ていないかもしれません。外食で使っている揚げ物の油はラードなどが多く、毎日食べているとLDLコレステロールを上げる原因のひとつになっています。このままの食事を続けると、20年後はどのようになっているか、考えてみてください。

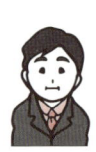

そうですね、LDLはもう少し上がっていて、今以上に太っていると思います。今でも階段を上るとき、息切れをしているので、心臓にも悪いかもしれません。

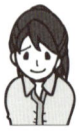

心臓に負担を感じているのですね…。それでも、今の食生活を続けていきたいですか？

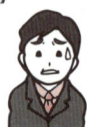

それはちょっと考えますね。量を減らすだけではダメですよね。好きなものは減らしたくないし、ほかに何に気を付けたらよいのでしょう。

Onepoint
検査データを確認し現状と食事の関係を認識させます。

Onepoint
会話の内容を簡単にまとめる（要約）と、問題点を明確にすることができます。また、相手の話した内容を確認することもできます。

Onepoint
将来どのような状態になっているか、考えてもらうことで、問題意識をもたせます。

Q.5 市販のお弁当を分解してみると何が見える？

食事の基本は主食とたんぱく質食品が中心の主菜と野菜料理の副菜が揃った食事です。副菜は主菜の2倍の量がバランスのよい食事となります。

Onepoint
食事の基本を示します。

定食とか、お弁当ですか？

Fさんはコンビニのお弁当などを食べることはありますか？

コンビニしかないときに、時々食べます。

Onepoint
媒体を示しながら、弁当のバランスの良し悪しを判断できるように支援しましょう。

お弁当を買うときは、どんなものを買いますか？カツとか入ったものですか？

実はそうです。

幕の内弁当を分解してみましょう。

お弁当を分解すると
さば幕の内弁当 (1018kcal)

主食
- ごはん　　　　　250g
- スパゲッティ　　 30g
- ポテトサラダ　　 25g

主菜
- 牛肉(30g)・にんじん(10g)炒め
- オムレツ（卵 40g）
- 焼き魚（さば 60g）
- コロッケ 1/2 個

副菜
- 大根おろし　5g

> **使い方**
> 1. 市販のお弁当を買う機会の多い人には、お弁当を分解し、おかずのバランスについて説明しましょう。
> 2. 意外に野菜が少ないことがよくわかります。
> 3. 購入時に、野菜、揚げ物などの「中身」のチェック、栄養成分表示がある場合はそのチェックもするようお話しましょう。

意外に野菜が少ないですね。

お弁当を買うときは、好みのものを選びがちですが、中に何が入っているのか見てください。野菜を多く使ったものを選ぶと、エネルギーも低く、バランスがよい食事となります。

Q.6 外食をするときは何に気を付けたらよい？

外食をするときに気を付けるポイントがあります。

ポイント？それは何ですか？

外食をするときに気を付けるポイント
1. 野菜が入っているものを選ぶ。
2. 料理の味をみてから、足りないときは少量のしょうゆやソースをかける。
3. 素うどんより五目うどんなど、具だくさんの物を選ぶ。
4. 麺類は汁を半分残す。
5. 漬物など塩辛いものは残す。

Onepoint
実行準備期の場合、外食をするときのポイントを説明します。相手の状況を確認しながら進めるとよいです。

賢く選んで残す勇気をもつことです。もし、残すことが難しいなら、量の少ないものを選ぶようにした方がよいかもしれません。

なるほど。残すことはできないなぁ。ボリュームのあるものは買わない方がよい。

あと、回転食をお勧めします。同じところに行くといつも同じものを選んでいませんか？場所を変えると食べるものが変わり、偏りを防ぐことができます。Fさんは、今日の話の中で何ができそうですか？

「①ボリュームのあるものは買わない②外食では定食を選ぶ③弁当は野菜が入っているものを選ぶ」です。

Onepoint
外食をやめるのではなく、外食の店の選び方を工夫する。

回転食をしよう

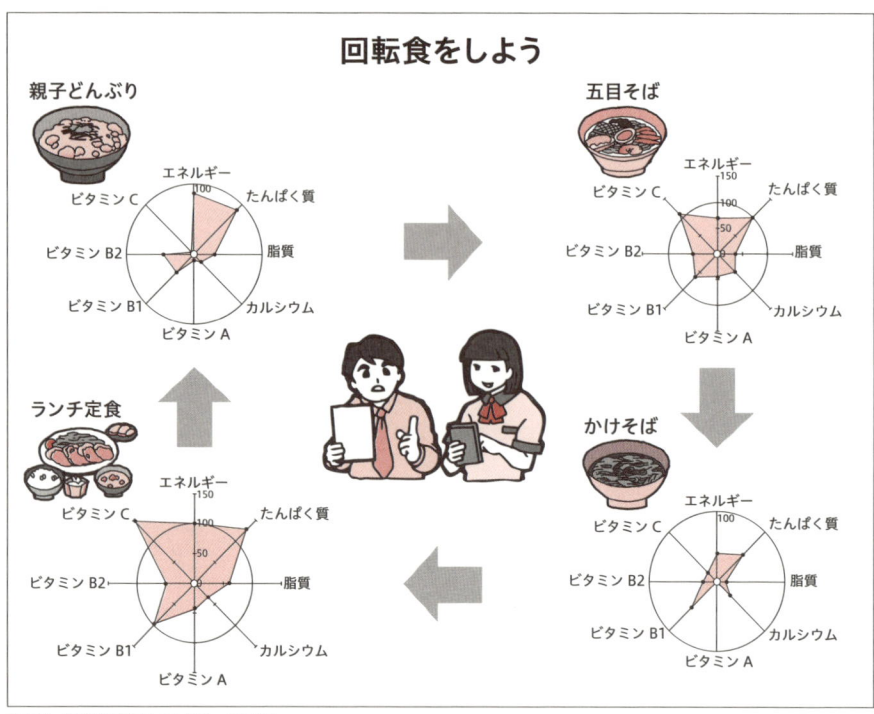

資料）栄養学雑誌 29（4）・30（5）

> **使い方**
> 1. 「回転食」とは、同じ飲食店へ繰り返し行った場合、注文するものを変えることを言います。食事の偏りを防ぐことができます。
> 2. 対象者がいつも食べているものを聞き取り、何が問題なのか考えます。
> 3. それぞれの料理の栄養的な問題を説明し、なるべくバランスのよい食事になるよう具体的な料理名を出して話してみましょう。

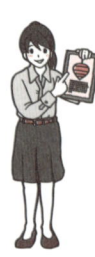

では、今回の目標を確認します。
1. ボリュームのある物を買わない
2. 外食は定食を選ぶ
3. 弁当は野菜の多い物を選ぶようにする

まとめ

　外食は、現代において日常的な食事スタイルになってきました。私たちは、健康を維持するために外食を栄養学的に判断する能力が必要になってきています。相談者が栄養のバランスがよいものとはどのような料理か理解できるよう、支援者は努力しなくてはいけません。また、相談者が食への関心をもって取り組めるよう、具体的に料理を例に話をしましょう。特に男性は料理をしていない人が多いので、食品で話をしてもわかりにくい人が多いようです。そのために料理の媒体を多く作っておくとよいですね。

１．代替食の提案をするなら

　事例は、好きなものをやめたくないが、量は減らす努力が可能です。食はQOLの向上に重要な要素でもあるため、まずは量を減らすことから支援をします。「量」を理解させるのは、一般の人には難しいものです。フードモデルで具体的に、どのくらい減らせばよいかを示します。その際、減らした食品について代替のものを一緒に考えるとよいでしょう。

　空腹が満たされないと、量が増えてしまうので、低エネルギーで相談者の好きなものを一緒に考えます。外食中心の人は、手軽にコンビニなどで購入できるものを考えるとよいでしょう。

２．食べる時間は20〜30分を目標に

　仕事をもつ男性の多くは、「早く食べられる」、「満腹感がある」ものを選ぶ傾向があります。まずは、昼食ではなく夕食から変えていくことを勧めます。早く食べる人は咀嚼が少ないため、満腹を感じる前に食べ過ぎることがあります。時間的に余裕のある夕食に注目し、例えば、「○○分」かける、「○○回噛む」を目標にしていきます。その習慣が整えば食事時間を意識し、昼食も時間をかけて食べるようになるでしょう。

３．ファーストフードの食べ方

　ファーストフードは、時間がない人にとっては早く食べられるという利点があります。しかし、炭水化物に偏り、野菜が不足しがちです。定食に変えたり、食べる回数を設定するなど、ファーストフードの食べ方を一緒に考えるとよいでしょう。

COLUMN

食べ放題はお得？

　外食には、バイキングスタイルがあります。食事代の元をとるために、好みのものを食べたいだけ食べていると、摂取エネルギーも簡単に 1,000kcal を超えます。さらに、たんぱく質食品を数多くとる光景をよく見かけます。確かにお得感がありますが、高エネルギー、高たんぱく質、高脂肪…、これでは生活習慣病にまっしぐらですね。

　バイキングの利点はいろいろな料理を選べるところにあります。健康的な上手な選び方は、まず野菜料理を選び、食べることです。健康でおいしい料理を長く楽しむためには、バランスよく食べること、日々の積み重ねが大切です。

コース料理は値段が高くなるとエネルギーも高くなる？

　外食の料理を見ていると、単品、定食、コース料理といろいろある中で、値段が高くなると品数が多くなり、質のよい脂がのった肉や魚が使われていて、食欲がわいてきます。料理の値段が高くなるほど料理のエネルギーも高くなっているのはご存知でしょうか？以前、料金を料理のエネルギーと同じに設定していたユニークなお店もあったように、料金と摂取エネルギーは比例します。

　外食で何を食べようか迷ったら、料金を参考にするのも一つかもしれませんね。しかし、確かな目をもつことが最良の方法です。

第7章 間食

　間食が、体重増加や血糖値、中性脂肪を上げる原因になっている方も少なくありません。
　間食をやめられない方への支援に悩むことも多いのではないでしょうか？間食を否定するのではなく、楽しみの一つとして上手な摂り方を見つけ出す支援が大切です。食べたくなる時の気持ちや環境を聞き取り、間食によく食べている菓子のエネルギー量、清涼飲料水の成分表示の見方など、具体的に支援していきましょう。

この事例に対し、あなたならどう支援しますか？

事例 Gさん 52歳 女性

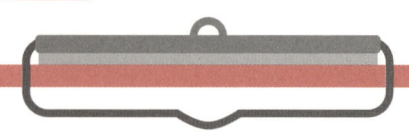

身体所見・検査結果

	身長（cm）	152
	体重（kg）	62
	BMI（kg/㎡）	26.8
	腹囲（cm）	93
血圧	拡張期血圧（mmHg）	75
	収縮期血圧（mmHg）	120
血糖	空腹時血糖値（mg/dL）	160
	HbA1c（%）（NGSP）	6.4（JDS 6.0）
脂質	中性脂肪（mg/dL）	230
	HDL-C（mg/dL）	40
	LDL-C（mg/dL）	110

世帯状況：4人家族（夫・息子2人）
仕事内容：事務職
食事内容：毎食自炊
　　　　　間食：1日2～3回
　　　　　嗜好飲料　1日500mL
　　　　　（ペットボトル1本）
飲酒習慣：なし
運動習慣：なし
喫　　煙：喫煙歴なし

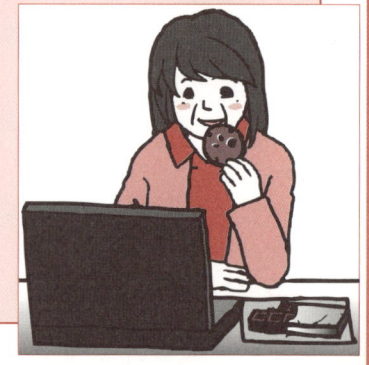

面談の進め方とポイント INTERVIEW

Q.1 間食を摂る理由は？

（相談員） 間食が多いようですが、間食はどのようなときに摂っていますか？

（Gさん） 仕事が思ったようにはかどらないときに、甘いものがほしくなり、机に置いている好きなチョコレートやクッキーをついつい食べてしまったりします。

> **Onepoint**
> 間食を摂ることを責めずに、なぜ食べてしまうのか考えてもらいます。

（相談員） 仕事が思ったようにはかどらないときに、食べてしまうのは、空腹だから食べているのではないのですね。

（Gさん） そう言われればそうですね。イライラしたときや目の前にお菓子があるといつの間にか食べてしまいます。特にお腹が空いていなくても食べています。

> **Onepoint**
> 間食を摂るときの気持ちを確認し、次にどうして食べてしまうのかを明確化して話を進めていきます。

（相談員） どんな菓子をどのくらい食べていますか？

（Gさん） 1回にチョコレート1/4枚か、クッキーで2枚くらいかな。回数ははっきり覚えていませんが、1日に2～3回くらいです。

> **Onepoint**
> どのくらい食べているか確認し、意識をもたせます。

（相談員） Gさんにとって、間食はストレスの解消の一つになっているようですね。最近、体重が増え、血糖値や中性脂肪も上がっています。間食の影響もあるように思われますが、Gさんはどうお考えですか？

（Gさん） 確かに影響はあると思います。でも、全く食べられなくなるのは、さみしいです。仕事の息抜きで食べるときもあったので。

第7章

Gさんにとって間食をしているのは、イライラの解消であったり、息抜き、つまりストレス解消だったのですね。間食をする理由として、次のことが一般的に考えられます。

よくある間食をする理由
1. すぐに食べられるところにお菓子が置いてある
2. ストレスがたまると甘いものがほしくなる
3. 間食をしている人を見ると自分も食べたくなる
4. まわりの人が食べていると付き合いで食べてしまう
5. テレビや本を読みながら食べてしまう

ストレスの解消で、食べること以外に方法はありますか？

…。仕事のことがストレスになり、そのとき、ほかのことをすることは難しいです。

では、何をどのくらい食べているのか、今回見直してみませんか？

はい、そうします。

Onepoint
間食の問題を明確にするため、一方的に説明するのではなく、同意を得て、一緒に考えてみるようにします。

Q.2 菓子のエネルギーの量は？

👤 Gさんはいつも、チョコレートなどを食べているようですが、ほかには何か食べますか？

> **Onepoint**
> 食べる環境（いつ、どこで、誰と何を）も確認します。

👤 せんべいや小分けにした菓子、スナック菓子を、少し食べています。

> **Onepoint**
> 食べている菓子にどのくらいのエネルギーが含まれているのかを自覚してもらいましょう。

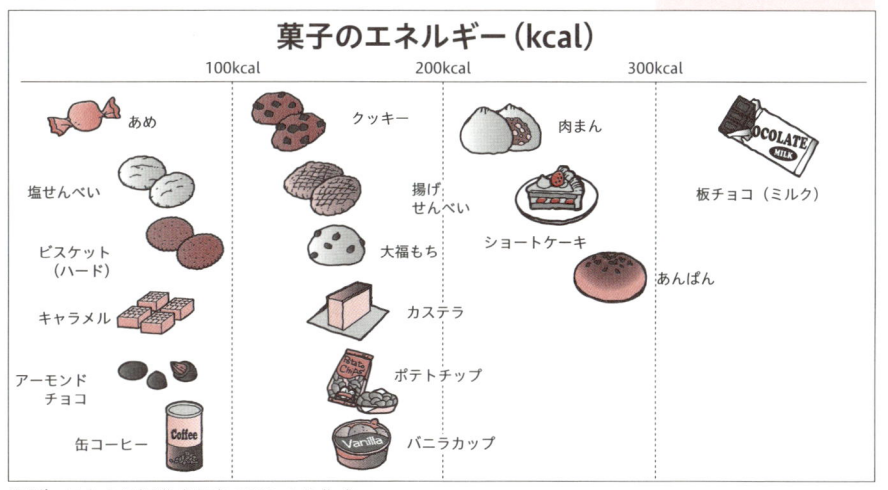

👤 少しと思っている菓子にもエネルギーが意外に高いものがあります。エネルギーを見てみましょう。

菓子のエネルギー (kcal)

100kcal	200kcal	300kcal
あめ	クッキー	肉まん
塩せんべい	揚げせんべい	板チョコ（ミルク）
ビスケット（ハード）	大福もち	ショートケーキ
キャラメル	カステラ	あんぱん
アーモンドチョコ	ポテトチップ	
缶コーヒー	バニラカップ	

資料）日本食品標準成分表2010より作成

使い方

1. 菓子類のエネルギーがわかりやすい媒体です。エネルギーが低いもの、高いものの比較にも活用できます。
2. エネルギーの高い菓子類は脂肪も多く含まれています。チーズケーキやアイスクリームは乳脂肪が多く含まれているので、併せて説明するとわかりやすくなります。

👤 チョコレート1/4枚なら15gくらいですか？それでも100kcalあるのですね。いつも、なんとなく食べていた菓子に、こんなにエネルギーがあるなんて驚きました。毎日だと確かに太ってしまいますね。

Q.3 ジュースに含まれる糖分は？

ではGさん、飲み物はどうでしょう。嗜好飲料を飲まれているようですね。

私は500mLのペットボトルをいつも持ち歩いています。ビタミンCを摂ろうと思ってオレンジジュースとかが多いです。酸味があってあまり甘くないです。

ペットボトルのドリンクは持ち運びにも便利ですよね。ジュースにどのくらい糖分が含まれているか見てみましょう。酸味があるジュースで甘く感じなくても、糖分が多いものもあります。栄養成分表示から砂糖に換算してみるとこのようになります。

砂糖に換算するとその量は？

1本（500mL）当たり	1本（500mL）当たり	1本（240mL）当たり
糖　　質：8.3g	糖　　質：66.5g	糖　　質：19.7g

使い方
飲料に含まれる糖質の量をスティックシュガー（3g）で表しています。砂糖で示すことにより、より具体的に糖分の量をイメージしやすくなります。

Onepoint
スティックシュガー（3g）を使い、実際に見てもらうとわかりやすいです。

砂糖換算の仕方（炭酸飲料 500mL の例）
100mL 当たり 45kcal（糖質 11g、脂質 0g、たんぱく質 0g）の場合
45kcal ÷ 4kcal（砂糖 1g のエネルギー）≒ 11g
→糖質の量が砂糖換算の量になります。
500mL なので、11g × 5 ≒ 55g

Onepoint
砂糖換算の計算の方法は覚えておき、その場で計算してあげましょう。

甘くなくても糖分はたくさんなんですね！毎日、こんなに糖分を摂っているとは思いませんでした。

そうですね。今日、気付いていただけてよかったです。

Q.4 ジュースの表示は？

ところで、菓子や飲み物の表示は意識していますか？

あまり表示は見ないのですが、カロリーオフと書いてあるものなら大丈夫なのではないでしょうか？

カロリーオフと書いてあっても全くエネルギーがないわけではないので、飲み過ぎには注意して下さいね。オフは強調表示2に該当します。また、1本当たりの表示をしているものと100mLあたりを表示しているものがあるので注意しましょう！

Onepoint
表示方法はメーカーによって異なります。比較する場合の注意点を伝えましょう。栄養表示も情報になります。

強調表示1
無、ゼロ、ノン、フリーなど含まない旨の表示とは？

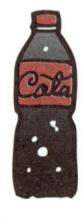

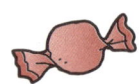

栄養成分	食品100g当たり（満たないこと） （ ）内は一般に飲用に供する液状での食品100mL当たりの場合
熱量	5kcal（5kcal）
脂質	0.5g（0.5g）
飽和脂肪酸	0.1g（0.1g）
コレステロール	5mg かつ飽和脂肪酸1.5g（0.75g）かつ飽和脂肪酸のエネルギー量が10%
糖質	0.5g（0.5g）
ナトリウム	5mg（5mg）

強調表示2
低、ひかえめ、少、ライトなど低い旨の表示とは？

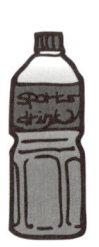

栄養成分	食品100g当たり（以下であること） （ ）内は一般に飲用に供する液状での食品100mL当たりの場合
熱量	40kcal（20kcal）
脂質	3g（1.5g）
飽和脂肪酸	1.5g（0.7g） かつ飽和脂肪酸由来エネルギーの10%
コレステロール	20mg（10mg） かつ飽和脂肪酸1.5g（0.75g）
糖質	5g（2.5g）
ナトリウム	120mg（120mg）

資料）消費者庁：おしえてラベルくん～健康増進に基づく食品表示ガイド～（2012）参照

> **使い方**
> 1. 強調表示1は「無、ゼロ、ノン、フリー」などの表示の説明です。何も含まれていない印象を与えやすいですが、少量は含まれています。
> 2. 強調表示2は「低、控えめ、少、ライト」などの表示の説明です。
> 3. 強調表示がある食品は、特定の成分が入っていない、もしくはほとんど入っていないというイメージがあります。内容を確認し表示に惑わされないこと、摂り過ぎるとよくないことを伝えましょう。

カロリーがゼロではないのですね。これからは、注意して飲み物を購入するようにします。カロリーゼロの表示は大丈夫ですか？

確かにカロリーはゼロかもしれませんが、人工甘味料の害も考慮する必要があります。飲み過ぎには注意しましょう。

Q.5 ごはんと比較してみましょう！

今までの話で、間食に食べていたチョコレートやオレンジジュースは思った以上にエネルギーがあることがわかりましたね。実際にどのくらいかイメージはできますか？

> **Onepoint**
> 今までのポイントをまとめます。

何となく摂り過ぎていることはわかりますが、どのくらいかはわかりません。

そうですね。では、ご飯1杯といつも食べている菓子のエネルギーを比べてみましょう。

> **Onepoint**
> 間食のエネルギーをご飯と比較して実感してもらいます。

ごはん1杯150g（240kcal）に相当する菓子

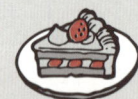

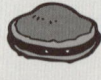

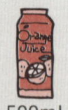

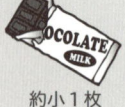

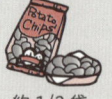

約1個	約大1個	500mL（500mL 1本）	約小1枚	約1/2袋	1,000mL（500mL 2本）

ご飯何杯分のエネルギーを摂っていたかわかりましたか？

今まで、ご飯1杯分以上も間食で食べていました。でも、ご飯を食べたときのような満腹感はなかったです。

そうですね。無意識に食べている間食は満腹感を感じにくいようです。いつの間にか食べてしまうことのないようにするには、どうしたらよいでしょうか？

> **Onepoint**
> 自分でできることを考えてもらいましょう。

いつも、仕事の机に菓子があったから食べてしまっていたので、これからは机には置かないようにしないといけないですね。でも、1日に1回くらいは食べたいかな…。

Q.6 食べるタイミングとお勧めの間食は？

間食を摂りたいときもありますよね。これからどうしたらよいと思いますか？

回数を減らそうと思います。間食はいつ食べるとよいでしょうか？

回数を減らすのはよいことですね。食べるタイミングですが、午後3時くらいが、間食を食べて太りにくい時間といわれています。脂肪をため込む働きをするたんぱく質（BMAL1、p.141参照）は午後3時頃に量が少なくなり、午後10時以降になると多くなります。夕食後の間食は控えた方がよさそうです。

では、1日1回、午後3時くらいに同じ部署の人と一緒に食べるようにします。何かお勧めの間食はありますか？

1日に間食は100kcal以下と決めることをお勧めします。最近では、エネルギーが箱や袋に表示されているものが多いので参考にされるとよいでしょう。また、低エネルギーの昆布（おしゃぶり昆布や梅昆布）や0キロカロリーのガムなどを噛むことで、間食を控えることにつながります。

では、今回の目標を確認します。
1．机に菓子は置かない
2．間食は、1日1回3時にエネルギーの低い物にする
実行するために栄養価の表示を見るようにしましょう。

Onepoint
やめましょうではなく、自分の意思で間食をやめる、回数や量を減らすなどを決めてもらいましょう。

Onepoint
間食を摂りたくなる気持ちを低エネルギーのガムやおしゃぶり昆布などで、紛らわす方法（刺激統制法）を提案します。

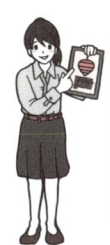

第7章

まとめ

　習慣化している食行動は、なかなか自分自身では気付かないものです。普段の生活の中で、間食をどのくらい摂っているのか、本当に食べたくて食べているのかなど、行動とその理由を考えてもらい、相談者自身で食べる量を減らしたり、食べるタイミングを変えられるのかを決めてもらいます。
　また、意外と菓子や清涼飲料水にはエネルギーや塩分、脂質があることを知らない人が多いので、媒体などを使って説明するとわかりやすく、印象に残るようです。

1．心にゆとりをもって
　事例は、間食は楽しみというよりは、ストレス解消であり、習慣になっていることが考えられます。ストレス解消・気分転換のために、食事を楽しむという提案もよいでしょう。おいしい食事を、家族や友人と食べに行くことも効果があります。間食よりも外食を楽しむという提案をすることもよいでしょう。

2．体験を通しての気付き
　多くの人は、菓子を手作りすると、バターや砂糖の多さに驚くでしょう。相談者が料理好きな場合、一度自分で菓子を作ってみると、そのエネルギーの多さに気付きます。その経験から、菓子を選択するときにエネルギーを意識するようになることが期待できます。

COLUMN

スポーツドリンクの飲み過ぎに注意！

　スポーツドリンクに対して、炭酸飲料やカフェイン飲料よりも健康的なイメージをもっている人が多いようです。テレビの健康番組やコマーシャルなどから、健康的な飲み物というイメージをもってしまうのかもしれません。また、熱中症予防に、水分補給のために1日2L飲む人がいます。しかし、スポーツドリンクには、100g中に5g程度の糖質が含まれているものもあります。運動時以外にも水やお茶のように、スポーツ飲料を2L飲んでしまったら、糖質の摂取量は100gにもなります。健康的なイメージのスポーツドリンクが、糖分の摂り過ぎの原因となってしまいます。スポーツドリンクは、運動時など発汗量が増えるときに適正な量（約500mL）を飲みましょう。

のど飴は低エネルギー？

　風邪をひいたり、のどがイガイガするときに欠かせないのど飴。のど飴は、普通の飴とは違うのでたくさん食べても大丈夫だと思っている方がいるようです。エネルギーは、メーカーによってさまざまですが、1粒10kcal前後です。普通の飴の多くは1粒30kcalくらいなので、のど飴の方が低エネルギーですが、食べ過ぎるとチリも積もれば山！高エネルギーになります。ポケットにいつものど飴を入れて、いつでも食べられる状態の人は、気を付けましょう。

第8章 野菜不足

　野菜は、生活習慣病の予防に欠かせない食品です。しかし、国民健康・栄養調査では、若年層において野菜摂取量が少ないことが報告されています。野菜を食べる機会が少ない方や野菜が苦手な方に対して、野菜を必要量食べるように支援する際の効果的な流れやポイント、支援媒体の活用などを学んでいきましょう。

この事例に対し、あなたならどう支援しますか？

事例　Hさん 38歳 男性

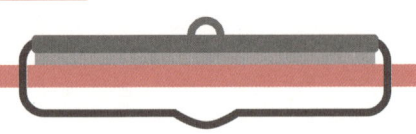

身体所見・検査結果

	身長（cm）	158
	体重（kg）	89
	BMI（kg/m²）	27.5
	腹囲（cm）	98
血圧	拡張期血圧（mmHg）	88
	収縮期血圧（mmHg）	148
血糖	空腹時血糖値（mg/dL）	120
	HbA1c（%）（NGSP）	5.5（JDS 5.1）
脂質	中性脂肪（mg/dL）	180
	HDL-C（mg/dL）	42
	LDL-C（mg/dL）	148

世帯状況：4人家族（妻・子ども2人）
仕事内容：営業職　接待が多く夜は外食がほとんど
食事内容：肉は毎日食べる。
食事内容：野菜はほとんど食べない。
　　　　　朝食：野菜ジュース(市販)を飲む。
　　　　　夕食：外食
飲酒習慣：1日ビール350mL
運動習慣：なし
喫　煙：1日20本

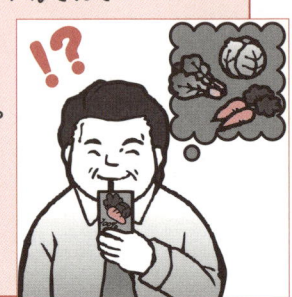

面談の進め方とポイント INTERVIEW

Q.1 野菜ジュースは野菜の代わり？

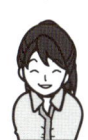

👩 奥様が朝食に市販の野菜ジュースを準備してくださっているのですね。

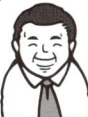

👨 はい、毎日飲んでます。だから、野菜を食べているのと同じでしょう？

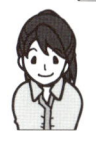

👩 特定の栄養成分だけ見ればそうかもしれませんね。野菜ジュースの栄養成分表示を一緒に見てみましょう。

Onepoint
相談者の言葉を否定しません。すぐに答えを出さないで、相談者に考えさせるような声かけを心がけましょう。

野菜ジュースの栄養価（100g 当たり）

	エネルギー (kcal)	β-カロテン (μg)	ビタミンC (mg)	食物繊維 (g)
K社	36	2,050〜8,000	−	1.0
I社	38	2,360〜8,300	25	1.2〜2.0
野菜 350g *	99 *	9,989 *	141 *	8.4 *

注）データは 2013 年 7 月、−は無記載
＊表示を参考に計算を行ったもの

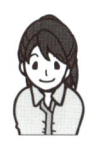

👩 "1本で1日に必要な野菜の必要量が補給できる"といううたい文句で販売していますが、本当に野菜を摂ったことになるのでしょうか？ご覧のように、ビタミンなどは野菜と同じくらいの量が摂れますが、大半の商品は食物繊維が半量以下になっています。

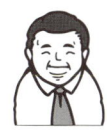

👨 食物繊維ねえ。食物繊維はそんなに必要ですか？

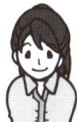

👩 食物繊維には、血清コレステロールや血糖値、血圧を下げる働きがあります。食物繊維がどんなものに多く含まれているか、具体的に説明します。

第8章

Q.2 食物繊維を多く含む食品は何？

> 食物繊維はどのような食品に含まれていると思いますか？

> 例えば、野菜でしょうね。そのほかにさつまいもや…。

> おっしゃるとおりです。実は食物繊維を多く含む食品はたくさんあります。食物繊維の量を見てみましょう。

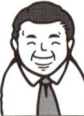

Onepoint
食物繊維のイメージをどのようにもっているのか確認します。

食物繊維を多く含む食品

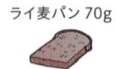

穀類
- ゆでそば 200g　食物繊維 4.0g
- ライ麦パン 70g　食物繊維 3.9g
- 胚芽米ごはん 150g　食物繊維 1.2g

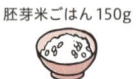

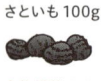

いも類
- さつまいも 100g　食物繊維 2.3g
- こんにゃく 60g　食物繊維 1.3g
- さといも 100g　食物繊維 2.3g

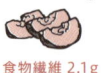

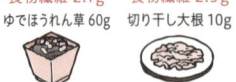

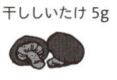

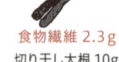

豆類
- ゆで金時豆 30g　食物繊維 4.0g
- 納豆 50g　食物繊維 3.4g
- おから 40g　食物繊維 3.9g

野菜類
- かぼちゃ 60g　食物繊維 2.1g
- ごぼう 40g　食物繊維 2.3g
- ゆでほうれん草 60g　食物繊維 2.2g
- 切り干し大根 10g　食物繊維 2.1g

きのこ・海藻類
- 干ししいたけ 5g　食物繊維 2.1g
- エリンギ 50g　食物繊維 2.2g
- 干しひじき 5g　食物繊維 2.2g
- こんぶ 5g　食物繊維 2.0g

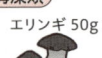

果物
- キウイフルーツ 85g　食物繊維 2.1g
- りんご 150g　食物繊維 2.3g
- バナナ 100g　食物繊維 1.1g

> うーん、野菜は嫌いで食べないから、野菜からは摂れていません。豆類やきのこでもいいのかな。

> 大丈夫です。いろんな食品を組み合わせて摂るようにされるといいですね。ただし、果物はエネルギーが高いものもあります。注意して下さい。

Onepoint
再度確認することで、食物繊維をどのような食品からどのくらい摂れているか考えてもらいます。

Q.3 血糖値と食物繊維の関係は？

👩 ところで、今回の血液検査で気になる値はありますか？

👨 今回、血糖値が昨年より上がったので気になっています。

👩 血糖値が気になっていらっしゃるようですね。野菜から先に食べると食後の血糖値が、急激に上がりにくいことが注目されています。Hさんはご存知ですか？

👨 そういえばテレビで見ましたが、本当ですか？

👩 ごはん200gを先に食べて次にサラダ（生キャベツ60g、オリーブ油10g、酢10g）を後に食べたときとごはんよりサラダを先に食べたときの食後の血糖値の変化を調べた研究発表があります。今後、血糖値が上がっていかないように意識して野菜や海藻、きのこなど食物繊維を多く含む食品を食事の最初に食べるようにしてみませんか？

Onepoint
血液検査データとの関係にも触れ、問題を見つけます。

Onepoint
食後の血糖値が高い方には、「野菜を増やしましょう」ではなく「野菜から先に食べてみましょう」とアドバイスしてみましょう。

第8章

本当に野菜を先に食べた方がいいの？

先にごはん　200g ＋ 次に野菜サラダ 生キャベツ　60g オリーブ油　10g 穀物酢　10g	VS	先に野菜サラダ 生キャベツ　60g オリーブ油　10g 穀物酢　10g ＋ 次にごはん　200g

115

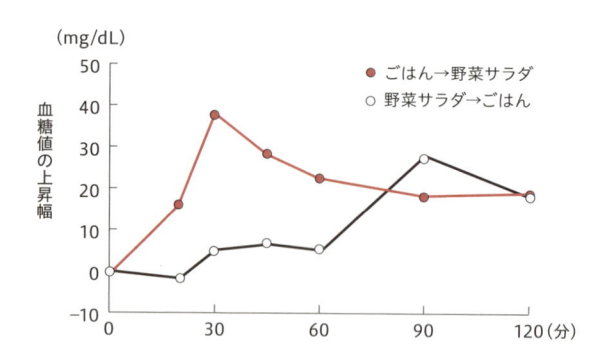

摂取順序の違いが食後血糖に及ぼす影響

対象：健康な成人 10 名（男性 2 名・女性 8 名）
方法：ごはん（200g）と野菜サラダ（生キャベツ 60g+ オリーブ油 10g+ 酢 10g）を、順番を変えて食べた後に血糖値を測定

資料）鉢邦男他：低 Glycemic Index 食の摂取順序の違いが食後血糖に及ぼす影響、糖尿病 53(2)96-101（2010）

使い方

　このグラフは、サラダをごはんの前に食べるか、ごはんの後に食べるかによって血糖の上昇がどのくらい違うかを調査したものです。ごはんに含まれるでんぷんはブドウ糖まで分解され、吸収されるため、食後 1 時間くらいに血糖が最高値まで上がり、徐々に下がります。ごはんより先に野菜を摂取した場合、食物繊維が腸管にあるため、吸収を阻害し急激な血糖の上昇を抑え、血糖値もそれほど上がらないことがわかります。このように、相談者に体内の状態を科学的に説明すると理解が深まります。

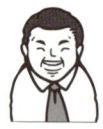

つまり、毎食、野菜料理を先に食べるようにするとよいということですね。これから少し意識して豆やきのこなどから食べてみます。

Q.4 野菜の抗酸化作用とは？

野菜には食物繊維のほかにも、有効な成分があります。ご存知ですか？

ビタミンCですか？

そうですね。色の濃い野菜には、ビタミンCのほかにビタミンE、カロテン、リコピンなどが含まれています。それらには抗酸化作用という働きがあります。

> **Onepoint**
> 難しい用語を羅列せず、わかりやすい言葉で話しましょう。

抗酸化作用とは

体の中での「酸化」は好ましくない働きで、老化や病気を引き起こします。脂質異常症では、LDLコレステロール（悪玉コレステロール）が酸化されると動脈硬化が進みます。酸化を止める働きのことを「抗酸化作用」と言い、抗酸化作用のある物質が「抗酸化物質」と言われています。

ビタミンC
主な食材
野菜、果物、いも類など
果物・いも類は、糖分を多く含むので、摂り過ぎには注意。果物は1日1個を目安に。

ポリフェノール
赤ワインの色素として有名ですが、光合成によって作られる色素成分で、お茶の苦み成分でもあるカテキンもこの仲間です。

リコピン
主な食材
トマト、すいかなど
トマトジュースや野菜ジュースなどでも摂れます。

ビタミンE
主な食材
アーモンド、ごま、かぼちゃ
アーモンド・ごまなどの種実は、油脂類なので摂り過ぎには注意しましょう。

ポリフェノール 主な食材
緑黄色野菜、納豆、果物、赤ワイン、お茶、そばなど
赤ワインはアルコールなので飲み過ぎには注意。グラス2杯を目安に。

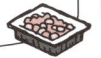

β-カロテン
主な食材
にんじん、小松菜、かぼちゃなど
緑黄色野菜は1日150g（小鉢2杯）を目標に。

第8章

> **使い方**
>
> 　野菜には、生活習慣病を予防するいろいろな成分が含まれています。現在注目されているのが、「抗酸化作用」です。動脈硬化を予防し、心疾患や脳血管疾患を未然に防ぐことができます。
> 　抗酸化力のあるビタミン類として「β-カロテン」、「ビタミンC」、「ビタミンE」がよく知られています。栄養素ではありませんが、「ポリフェノール」や「リコピン」も強い抗酸化力をもっています。前記の図から、緑黄色野菜に多く含まれることがわかります。カラフルな食事を心がけると、これらの成分を摂ることができます。
> 　アーモンドなどの種実類は、豆の仲間で、体によい食品だと思っている人が少なくありません。油脂を多く含み、エネルギーが高いので、食べる量に気を付ける必要があります。

色の濃い野菜を食べるようにしたらよいのですね。1日にどのくらいの量を食べたらよいですか。

できれば、色の濃い野菜と淡い野菜の両方を摂れるとよいですね。では、実際に必要な量がどのくらいか考えてみましょう

Q.5 1日に必要な野菜の量は？

1日に必要な野菜の目標量は、何gくらいだと思いますか？

…？

1人1日当たり350g以上摂るよう勧められています。重さで言われてもわかりにくいですよね。目安量としては、火を通した野菜なら自分のこぶし5個分くらいです。Hさん、何個くらい摂れていますか？

2個くらいでしょうか…。

2個くらいというと、にぎりこぶし1個で70gですから、1日当たり140gくらいですね。にぎりこぶし1個が一般的に小鉢に入る量です。野菜70gの料理を見てみましょう。

> **Onepoint**
> はかりがなくても確認できる「手ばかり」で、いつでもどこでも食品の量を確認できるよう説明しましょう。

第8章

70gの目安

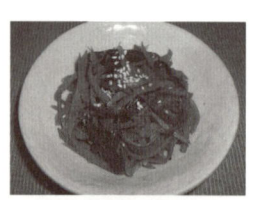

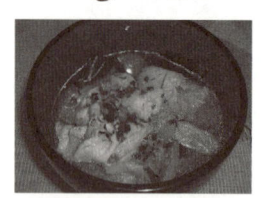

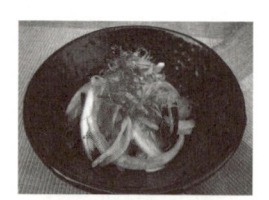

五目きんぴら	具だくさんの汁	たまねぎスライス
セロリのサラダ	かぼちゃの煮物	菜の花と筍のサラダ
彩り野菜炒め	きんぴらごぼう	チンゲン菜とにんじんの和え物

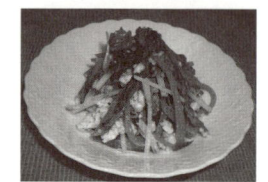

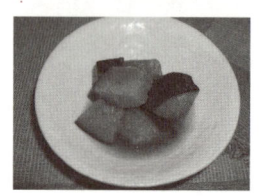

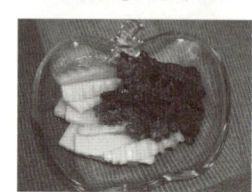

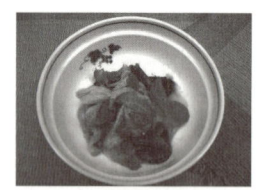

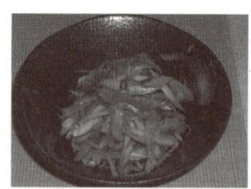

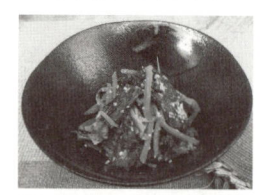

使い方

　摂取してほしい野菜の量をg数で話をしても一般の人にはわかりにくいものです。料理で説明しましょう。手ばかりで示すとわかりやすくなります。
　また、小鉢は、一般的におおよそ50～70ｇ入っています。1日5鉢を摂ると、350ｇの野菜を摂取したことになります。面談の際、イメージしやすいように実物大の小鉢を用意するとよいでしょう。
　これら以外にご自身で料理の資料を季節ごとに増やしていくとよいでしょう。

ここから5皿ですか…。なかなか難しいです。

Onepoint
g数ではなく料理などで説明すると必要量がイメージしやすいです。

Q.6 野菜（食物繊維）を多く摂るにはどうしらよいの？

では、外食ではこのような料理はいかがでしょうか。簡単に作れる野菜料理のレシピもお渡しします。

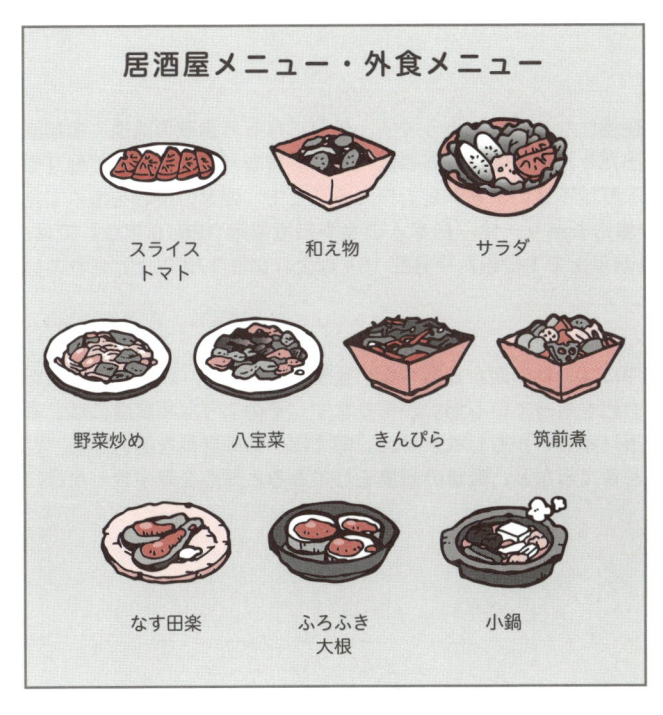

Onepoint
どうしたら野菜が食べられるかを一緒に探す姿勢をもつことです。

Onepoint
具体的な料理を示し、どのようなものを選べばよいのか、わかりやすくします。

居酒屋メニュー・外食メニュー

スライストマト　和え物　サラダ
野菜炒め　八宝菜　きんぴら　筑前煮
なす田楽　ふろふき大根　小鍋

そうですね。外食でも意識してみます。簡単にできる料理なら妻に作ってもらいます。

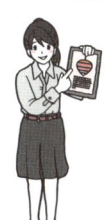

では、今回の目標を確認します。
1．食物繊維を多く含む食品を意識して摂る
2．野菜料理から先に食べる
3．1日小鉢5杯（350g）の野菜料理を意識して摂る

まとめ

　相談者の話す内容に合わせて進めていきますが、どのようにすれば食べられるのか、何をどのくらい食べたらよいのかを一緒に考えていくようにしましょう。そのためには、「言葉」だけでなく媒体など視覚で把握できるようにします。また、対象者が料理をしない場合、分量で伝えてもわかりにくいので、媒体を用いて料理で伝えることがポイントです。地域、季節により野菜の種類が異なります。身近な食品の例を挙げて説明しましょう。

１．野菜不足の問題
　野菜の摂取が少ないと便秘になりやすいようです。便秘になると食欲の減退、腹部膨満感などの不快な症状が出たり、慢性的になると消化器に影響を与え、癌などに罹りやすくなります。このような野菜不足による弊害を伝えることで、野菜の摂取を増やすための行動を起こしやすい場合もあります。日本人の食事摂取基準（2010年版）では、食物繊維の目標量は、18歳以上で1日当たり男性19g以上、女性17g以上とされています。

２．大人にも食育を
　野菜が嫌いな相談者の中には、幼少期から食べない習慣であったり、おいしい野菜を食べたことがなく、苦手意識をもっている場合があります。そのような相談者には、単に野菜の摂取を勧める支援は難しいかもしれません。例えば、旬の野菜を購入する、野菜の産地へ出向く、野菜を育てるなど、発想の転換をしてみると関心を示すきっかけになるかもしれません。

COLUMN

隠されたエネルギー

　野菜料理を食べるなら「サラダ！」と考える方が多いのですが、ここに大きな落とし穴があります。相談者がサラダをよく食べているようでしたら、「何か調味料をかけていますか？」と確認しましょう。

　実際、肥満の方によくある話ですが、小鉢1杯のサラダにマヨネーズをカレースプーンで2杯以上かけている人がいます。これは約200kcalもあり、ごはん1杯分のエネルギーに相当します。表を参考に何をどのくらいかけるのかを忘れずに確認しましょう。

大さじ1杯の栄養価の違い

	エネルギー(kcal)	脂質(g)	塩分(g)
マヨネーズ（全卵型）	127	13.6	0.3
フレンチドレッシング	61	6.3	0.5
ノンオイルドレッシング	12	−	1.1

資料）日本食品標準成分表 2010

いもは野菜？

　野菜を食べているのに血糖値が上がったという相談者。食事内容を伺うと、「肉じゃが、ポテトサラダ、さといもやかぼちゃの煮付けなど。間食はおまんじゅうの代わりにふかしたさつまいも。」とのこと。このように、いも料理を野菜料理と思い込み、たくさん食べて血糖値や血清中性脂肪が上がっている人も少なくありません。いもは野菜と比較してエネルギー・炭水化物が多く、食べ過ぎると血糖値や血清中性脂肪に影響し、肥満になる人もいることを説明する必要があります。

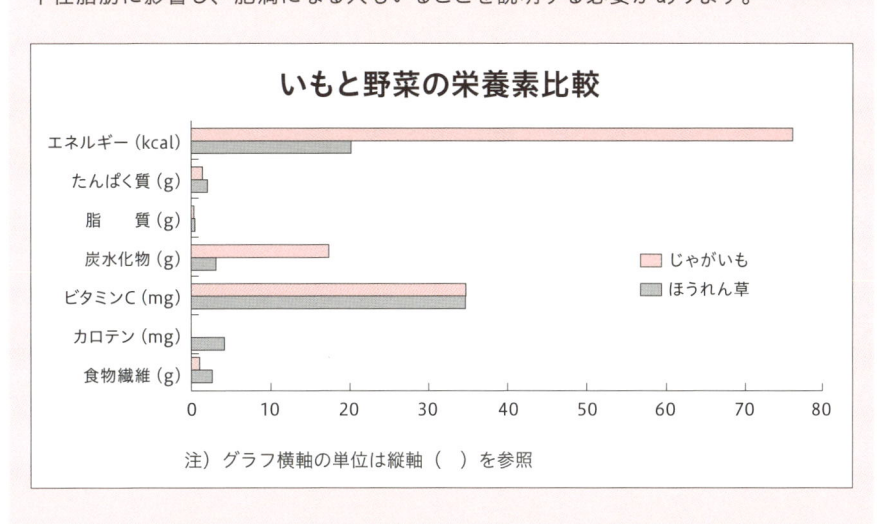

いもと野菜の栄養素比較

注）グラフ横軸の単位は縦軸（　）を参照

第9章 一人暮らし

単身赴任などで一人暮らしの方は、食生活が乱れがちになってしまいます。外食やコンビニなどの利用が多いことが原因の一つとして考えられます。ちょっとしたことで改善できることがあります。一人暮らしで活用できる手軽な食事の工夫や食事の改善ポイントなどを学んでいきましょう。

この事例に対し、あなたならどう支援しますか？

事例 Ｉさん 48歳 女性

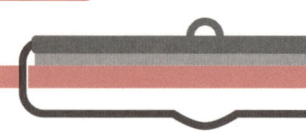

身体所見・検査結果

	身長（cm）	151
	体重（kg）	57.5
	BMI（kg/㎡）	25.2
	腹囲（cm）	87
血圧	拡張期血圧（mmHg）	95
	収縮期血圧（mmHg）	155
血糖	空腹時血糖値（mg/dL）	100
	HbA1c（%）（NGSP）	5.2（JDS 4.8）
脂質	中性脂肪（mg/dL）	260
	HDL-C（mg/dL）	43
	LDL-C（mg/dL）	110

世帯状況：一人暮らし（独身）
仕事内容：営業職で外回りとデスクワークが半々、残業が多い
食事内容：朝食：モーニング（外食） 昼食：外食が多い
　　　　　夕食：外食もしくは
　　　　　　　　コンビニで購入
　　　　　ほとんど自炊はしない
飲酒習慣：なし
運動習慣：なし
喫　　煙：現在は喫煙していない
　　　　　（20代喫煙歴あり）

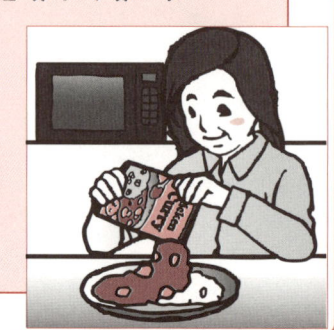

面談の進め方とポイント INTERVIEW

Q.1 血圧の管理をするには？

👤 Iさん、今回の検査の結果で気になることはありますか？

👤 最近、血圧が高くなってきていることが気になっています。薬を飲んだ方がよいでしょうか？

👤 Iさんは血圧が高いことが気になっているのですね。自宅で朝起きたときの血圧を測ったことはありますか？

👤 測ったことはないです。

👤 ところで、自宅に血圧計はありますか？

👤 血圧が高くなったとき、気になって買いましたが、疲れているので、いつも帰ったときに測っていました。

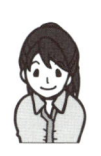

👤 血圧は日中に活動しているときは高くて、夜の睡眠時は下がります。寝ている間に血管は日中にかかった負担を解消しています。一度、朝の血圧を測ってみませんか。高いようなら、服薬も含めて医師と相談してみてはいかがでしょう。

👤 そうですね。

Onepoint
自宅で血圧を測定し、モニタリングすることの重要性を伝えましょう。

Onepoint
相手が日々、状態を確認できることがあれば、提案してみましょう。

第9章

127

Q.2 一人暮らしの特徴は？

― Iさんは、食事はいつもどうしているのですか？

― 自分で作ろうと思っているのですが、仕事が終わると疲れてしまい、外食かコンビニを利用することが多いです。

― 仕事で疲れていると調理をするのは大変ですね。コンビニではどのようなものを買われますか？

― インスタント食品やカップ麺などをよく買います。

― すぐに食べられるので楽ですね。休日は料理を作られるのですか？

― 料理は得意ではありません。それと、調理器具もあまりないので…。料理をしたいと思ってもすぐにできないので、結局、休日も外食やコンビニの利用が多いです。

― インスタント食品は具体的にどのようなものを選ばれますか？

― 温めて食べられる惣菜や即席のみそ汁などを買っています。ご飯は自分で炊いているのですが、疲れているときはカップ麺と惣菜の組み合わせやグラタンなどで簡単に済ませています。

― 惣菜は、味が濃いと感じることはありませんか？

Onepoint
信頼関係ができている場合は、開いた質問から始めても、回答が得られます。

Onepoint
共感をもつ姿勢で話しましょう。

Onepoint
支援者は、簡単明瞭に会話も長くならないようにし、相手に話をさせるような質問をしましょう。

Q.3 インスタント食品の塩分量は？

インスタント食品には、塩分がどのくらい含まれているかご存知ですか？

あまり意識したことはないです。

では、どのくらいの塩分が含まれているのか見てみましょう。

Onepoint
相手の食べている食品の栄養的な問題を考えさせる場面にする。そのために具体的な食品を聞き出します。

インスタント食品の塩分

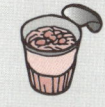

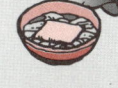

カップラーメン1杯 5.5 g	カップうどん1杯 5.8 g	インスタント焼きそば1人分 5.1 g	インスタントみそ汁1杯 2.0 g
冷凍スパゲティ1人分 2.4 g	レトルトカレー1人分 2.6 g	冷凍ピラフ1人分 2.9 g	カップスープ1杯 1.2 g

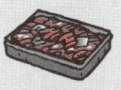

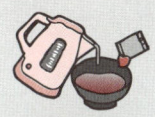

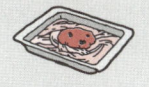

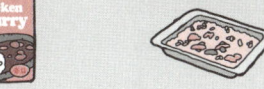

資料）各メーカーホームページより計算

> **使い方**
> インスタント食品に含まれる塩分を表示しています。「日本人の食事摂取基準（2010年版）」では、塩分の1日の目標量は、男性9g未満、女性7.5g未満です。目標量と比べながら説明をしてみましょう。また、カップラーメンやカップうどんの塩分は半分以上が汁に含まれています。汁を残すなどの減塩の工夫を提案してみましょう。

第9章

129

👩 塩分量を見てもよくわからないです…。1日に必要とする塩分量はどのくらいなのですか？

👨 目標として、1日当たり男性は9g未満、女性は7.5g未満です。Iさんの場合、血圧が高いので、1日当たり6g未満を目指しましょう。食品の塩分量はこの部分に表示されています。例えば、カップラーメンは汁を全て飲んでしまうと、1日の目標とする塩分量を摂ってしまいます。

👩 そうなんですね。これからは塩分量の表示を意識して見るようにします。

👨 ナトリウム表示になっているので、塩分量に換算する方法をお教えしますね。

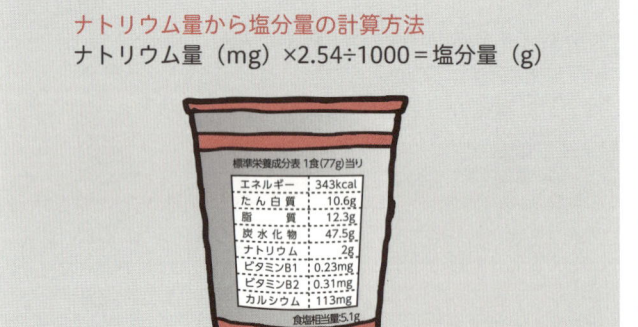

ナトリウム量から塩分量の計算方法
ナトリウム量（mg）×2.54÷1000＝塩分量（g）

標準栄養成分表 1食(77g)当り
エネルギー	343kcal
たん白質	10.6g
脂質	12.3g
炭水化物	47.5g
ナトリウム	2g
ビタミンB1	0.23mg
ビタミンB2	0.31mg
カルシウム	113mg

食塩相当量5.1g

Onepoint
例えば表示がナトリウム2,500mgの場合

2,500(mg)×2.54÷1000＝6.35(g)

1日塩分目標値
　男性9g未満
　女性7.5g未満

Q.4 コンビニでの賢い買い物方法は？

コンビニの買い物で気を付けていることはありますか？

特に気を付けていることはないですが、あっさりしたものを食べたいときには、ざるそばとおにぎりなどにしたり、ゼリーなどのデザートを買います。

実は、ざるそばとおにぎりはあっさりしているように思いますが、炭水化物が重なり、意外とエネルギーがあってバランスもよくないです。この炭水化物の重なったような食事が続くと、中性脂肪も高くなります。主食、主菜、副菜がそろう組み合わせを心がけるとよいですね。

Onepoint
相手の食に対する考えや気持ちを聞くことで、食行動を明確化していきます。

Onepoint
問題があれば、その問題点を伝えましょう。後で言おうとすると、言い忘れたり、的を外すことになります。

✗ から揚げ弁当＋プリン

から揚げ以外のおかずがほぼ入っていない弁当は野菜不足になります。プリンもエネルギーが高く、糖質過剰になりますね。1,000kcal 以上になってしまいます。

○ 幕の内弁当＋具だくさんカップみそ汁＋ヨーグルト

いろいろなおかずが入っている幕の内弁当は主食、主菜＋副菜がそろっていますね。カップみそ汁は具がたくさん入っているものを選びましょう。デザートはヨーグルトや果物がお勧めです。

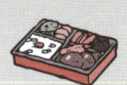

Q.5 簡単に作れる料理は？

― 今までのお話から、塩分が多い、炭水化物の重なりなど食生活の問題がわかってきたようですが、Iさんはどのように感じていますか？

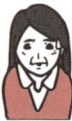

― そうですね、何となく食べていたのであまり意識していませんでした。

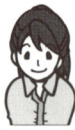

― もし、簡単に作れる料理があったら作ってみますか？

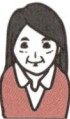

― 簡単な料理ならできるかも。どんな料理がありますか？

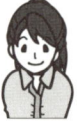

― Iさんのご自宅にはどのような食品がいつもありますか？

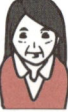

― そうですね、コンビニで買える豆腐やサラダ、惣菜などです。

― それでは、電子レンジを使って、簡単メニューはどうでしょう。耐熱の器に豆腐と海藻サラダを入れラップをして、2～3分加熱します。味付けはポン酢で「豆腐のレンジ蒸し」はいかがでしょうか（p.163参照）。

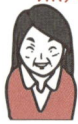

― なるほど、それなら簡単そうですね！

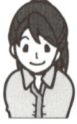

― 市販食品を上手に使うと、簡単にバランスのよい料理を作ることができますよ。

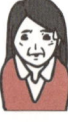

― 調理器具がそろってないし…。

Onepoint
問題点の明確化と確認をします。

Onepoint
やる気があるのか再確認をし、やる気があれば具体的な方法を情報として伝えます。

Q.6 一人暮らしでそろえたらよい調理器具は？

Iさんの台所には調理器具はどのようなものがありますか？

電子レンジくらいしか置いてないです。

電子レンジがあればいろいろな料理ができますね。そのほかにあった方がよい調理器具を紹介しますね（p.134 参照）。

Onepoint
すでにあるものからできる料理を紹介します。

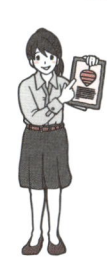

簡単にそろえることができそうですね。もっと、いろいろな器具が必要かと思っていました。

では、今回の目標を確認します。
1．朝、血圧を測定する
2．インスタント食品等を買うとき、塩分量の表示を確認する
3．休日は電子レンジメニューにチャレンジする
簡単な料理から作ってみてくださいね（p.149 参照）

133

一人暮らしにそろえたほうがよい調理器具

まな板		薄くて折り曲げ可能なまな板が便利です。
包丁		刃渡り15〜20cmくらいが扱いやすいです。
ざる・ボウル		大中小の3個あると便利です。
小鍋		直径20〜26cmほどの大きさがお勧めです。
フライパン		直径20cmほどの大きさがお勧めです。
菜箸		2膳くらいあると便利です。
たまじゃくし		フライパンでチャーハンなどを作るときにも便利です。
フライ返し		食材をひっくり返したり、できあがったものを切ることもできます。
キッチンばさみ		少量の野菜を切るときなどに便利です。

まとめ

　一人暮らしの方は、食事を作らない方が多い傾向があります。料理の経験の少ない方には、「簡単にできる！」、「ちょっと挑戦してみよう！」と思ってもらえる調理法を伝えていくことが大切です。そのためには、支援者もレパートリーを増やしていくように心がけましょう。

　現状の生活を聞き取り、どのくらい時間がとれるのか、どのような器具をそろえたら調理が可能なのかなどを判断しアドバイスをしていくとよいでしょう。

1．受診勧奨の考慮

　事例は、高血圧の治療が必要です。治療せずに今の生活を続けた場合、悪化する危険性があります。服薬を勧められた場合は、医師の指示に従い、服薬治療を踏まえた支援が必要です。食事療法に加え、受診勧奨を考慮した支援を心がけましょう。

2．食事作りを楽しむ

　一人暮らしの場合、料理を自分のために作ることは意外と面倒なものです。定期的に友人を招いて料理をふるまうなど、料理を楽しんでもらえる体験を提案してみたらいかがでしょう。料理のレパートリーも増えます。「健康」を意識すると、みんなが喜び、モチベーションも上がります。

COLUMN

漬物は野菜の仲間？

　多くの人は、野菜をしっかり食べることはよいことだと知っています。社員食堂や学生食堂で、「漬物はご自由に！」と数種類の漬物が用意されていることがあります。一人暮らしの男性が、野菜をしっかり摂ろうとたくさんの漬物を毎日一生懸命食べた結果、塩分の摂りすぎで血圧が上がってしまったということがありました。

　さて、漬物は野菜から作られますが、大量に食べてよいのでしょうか？白菜の漬物（30g）で塩分は約 0.7g あります。お茶碗の上にいっぱいのせると塩分はそれだけで１日の約半分くらいになってしまいます。漬物が食べたいときは、浅漬けや即席漬けなどを１日１回、箸休めに少量食べるくらいがちょうどよいですね。

おかずを作るのが面倒だから、マヨネーズや調味料をおかずにしています。

　調味料には、しょうゆ、ソース、ケチャップ、マヨネーズ等ありますが、その中でもマヨネーズが大好きな方々が、通称「マヨラー」と呼ばれています。

　とあるマヨラーで一人暮らしの方。ある日、冷蔵庫を開けるとマヨネーズしかなく、ご飯にかけてみたら意外とおいしかったので、それ以来「おかずを作るのが面倒だからマヨネーズごはんを食べています。」とのこと。確かに、好きな味でごはんを食べるとおいしいものですが、これでは栄養バランスが偏ってしまいます。おかずを作るのが面倒でも、短時間でできる野菜サラダやゆで卵などを簡単に添えて調味料として食べましょう。調味料はやはり調味料であり、おかずにはなりません！

第10章 遅い夕食

　夕食は、就寝の2時間前までに済ませることが理想ですが、仕事の都合や家庭環境など、さまざまな事情で夕食が遅くなる方に対して、どのような支援がよいでしょうか？

　生活リズムの乱れが、内臓脂肪の蓄積や生活習慣病の原因になることも考えられます。自分の生活リズムを振り返り、改善方法を一緒に見つけていく支援を心がけましょう。

この事例に対し、あなたならどう支援しますか？

事例 Jさん 40歳 男性

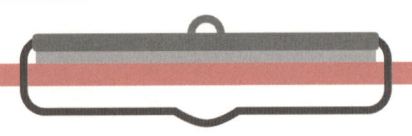

身体所見・検査結果

	身長 (cm)	176
	体重 (kg)	83.5
	BMI (kg/m²)	27.0
	腹囲 (cm)	93
血圧	拡張期血圧 (mmHg)	90
	収縮期血圧 (mmHg)	145
血糖	空腹時血糖値 (mg/dL)	135
	HbA1c (%) (NGSP)	6.0 (JDS 5.6)
脂質	中性脂肪 (mg/dL)	135
	HDL-C (mg/dL)	40
	LDL-C (mg/dL)	160

世帯状況：4人家族（妻、娘2人）
仕事内容：営業（広告代理店）
食事内容：朝食：欠食
　　　　　昼食：主食中心
　　　　　夕食：ご飯の量は多い、揚げ物
　　　　　　　　をよく食べる（22時以降）
飲酒習慣：ビール500mLを2缶
運動習慣：特にしていない
喫　煙：1日20本

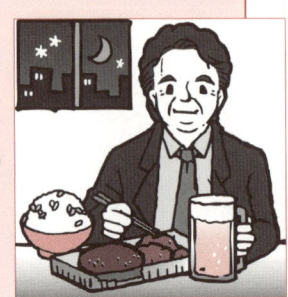

面談の進め方とポイント INTERVIEW

Q.1 生活リズムがエネルギー消費に関係している？

（相談員） 夕食が遅い時間が続いているようですが、体調の変化や気になることはありますか？

（相談者） そんなに量は食べていないのに、少しずつ体重が増えていることが気になりますね。

（相談員） そうですか。仕事の都合で夕食が遅くなることはこの先も続きますか。

（相談者） はい。遅くなることはあっても早くなることはないですね。

（相談員） 最近では、摂取エネルギーだけでなく、食べるタイミングや生活リズムが、エネルギー消費に影響すると言われています。こちらの項目であてはまるものはありますか？

- □ 欠食
- □ 夜食
- □ 早食い
- □ 夜型生活（夜遅くまでパソコンやテレビをみている）
- □ 睡眠不足

（相談員） このチェック表5項目のうち、欠食、早食い、夜型生活の3つが該当しているのですね。

Onepoint
体調を気遣いながら今一番気になることは何か、尋ねることから始めると、本人の今の気持ちが確認できます。

Onepoint
相談者を取り巻く環境を聞き取り、今後の対策を考えることが重要です。

Onepoint
体重が増える原因をチェック表等を使って気付いてもらいます。

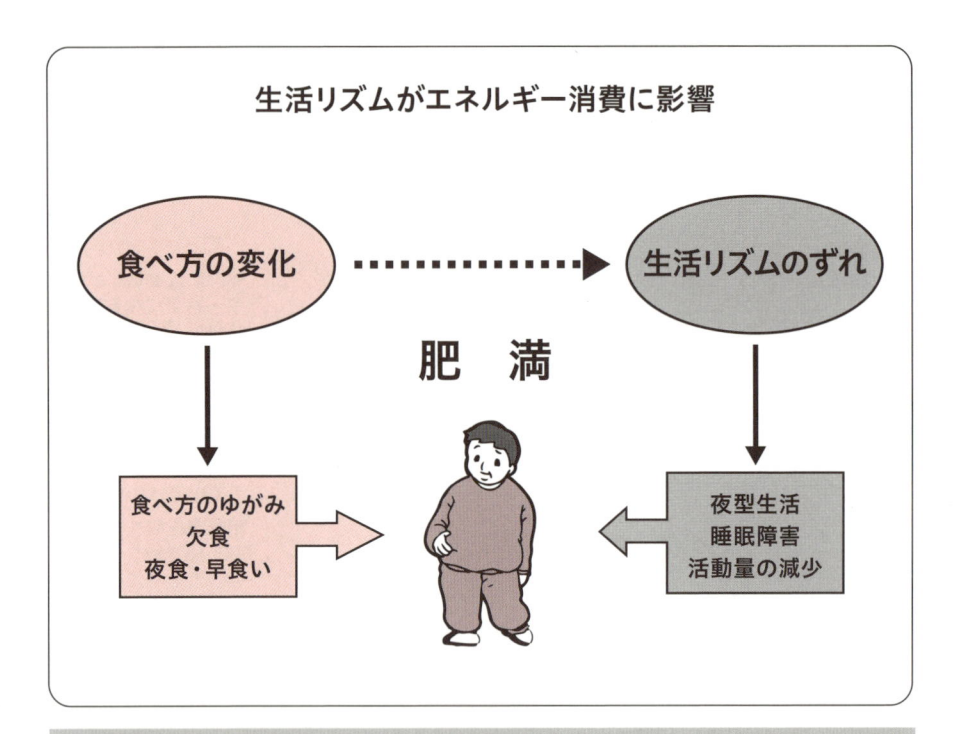

生活リズムがエネルギー消費に影響

食べ方の変化 ┄┄┄▶ 生活リズムのずれ

肥　満

食べ方のゆがみ
欠食
夜食・早食い

夜型生活
睡眠障害
活動量の減少

使い方

　肥満の引き金は、食事量だけでなく、食べ方のゆがみ（欠食・夜食・早食いなど）や生活リズムのずれ（夜型生活・睡眠障害など）も影響していることを説明し、自分に思い当たることはないか考えてもらいます。

Q.2 どうして遅い夕食は太るの？

どうして、遅い夕食は太るのですか？

脂肪合成に関わるたんぱく質は夜に増加する

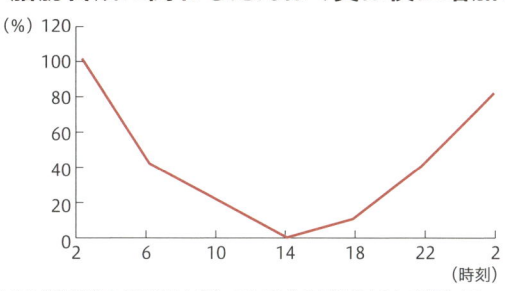

(%) 120
100
80
60
40
20
0
2　　6　　10　　14　　18　　22　　2
（時刻）

マウスの脂肪組織中のBMAL1（ビーマルワン）の量は1日の中で変動する。グラフはBMAL1量が1番多いときを100%としたときの、時間ごとの変化を示したもの。最もBMAL1が多い午前2時を100とすると、最も少ないのは午後2時だった（データ：榛葉繁紀日本大学教授）

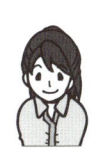

1日の摂取エネルギーや運動量が変わらなくても、食事をする時間帯によって太り方が変わります。図のグラフを見ていただきますと、午後10時から午前2時に脂肪を貯めこみやすい、たんぱく質（BMAL1）が増えていることがわかります。ちょうどJさんが夜食を召し上がる時間帯ですね。

なるほど、脂肪合成に関わるたんぱく質が、夜に増えるのですね。
だから最近、おなか周りに脂肪がついてきているのか。

仕事の都合で、夕食時間を早められないなら、食べる内容を見直してみませんか？ラーメンやチャーハンなどの炭水化物の量を調整すると、体重管理だけでなく、血糖値のコントロールもできます

そうですか。血糖値も上がってきているので気を付けた方がいいですよね。

Onepoint
質問に対して、正しい情報を伝え、なぜ夜遅い食事が問題なのかを説明します。

Onepoint
問題解決のヒントを与え、考えさせる時間をもちます。

第10章

Q.3 遅い夕食と生活習慣病の関係は？

体重だけでなく、血糖値についても気にかけていらっしゃるようですね。

はい、医師からも今回、血糖値を指摘されまして…。

血糖をこれ以上上げない、あるいは下げる方法も考えていきましょう。夜遅い時間に炭水化物を多く摂ると、朝の血糖値が高くなります。今回、Jさんの空腹時血糖はどうでしたか？

前日の9時から何も食べないように言われて、検査を受けましたが、135mg/dL です。僕は糖尿病ですか？

空腹時血糖値 110mg/dL から 126mg/dL までが糖尿病境界域、126mg/dL 以上が糖尿病域になります。糖尿病の診断には、次のような糖尿病診断基準に沿って調べる必要があります。一度糖尿病の専門医に相談されるとよいですね。

Onepoint
糖尿病になるのは嫌だという気持ちを受けて、話を次につなげましょう。

Onepoint
空腹時血糖が高くなってきたときは、専門医への受診を勧めることも大切です。

Onepoint
糖尿病ですか？の問いに対して、糖尿病と診断するのは医師ですが、診断基準については、糖尿病診断基準のフローチャートを使用して、わかりやすく説明してあげましょう。

糖尿病の臨床診断のフローチャート

糖尿病型
- 血糖値(空腹時≧126mg/dL，OGTT2時間≧200mg/dL，随時≧200mg/dL のいずれか)
- HbA1c(NGSP)≧6.5%　[HbA1c(JDS)≧6.1%]　1)

初回検査 2)

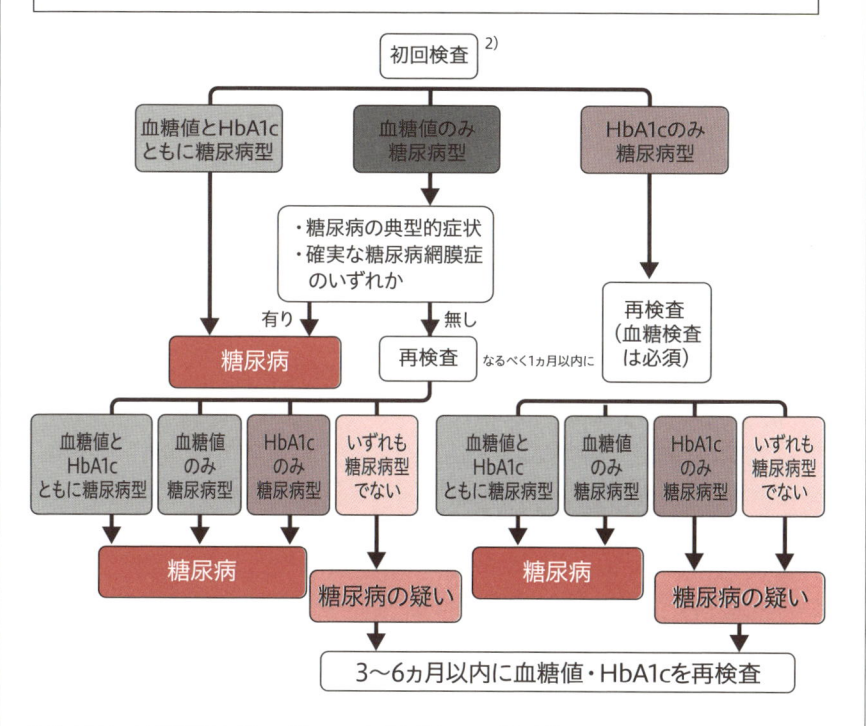

【血糖値とHbA1cともに糖尿病型】→ 糖尿病

【血糖値のみ糖尿病型】
- 糖尿病の典型的症状
- 確実な糖尿病網膜症
のいずれか
  - 有り → 糖尿病
  - 無し → 再検査（なるべく1ヵ月以内に）

【HbA1cのみ糖尿病型】→ 再検査（血糖検査は必須）

再検査後：
- 血糖値とHbA1cともに糖尿病型 → 糖尿病
- 血糖値のみ糖尿病型 → 糖尿病
- HbA1cのみ糖尿病型 → 糖尿病の疑い
- いずれも糖尿病型でない → 糖尿病の疑い

（HbA1cのみ糖尿病型の再検査後）
- 血糖値とHbA1cともに糖尿病型 → 糖尿病
- 血糖値のみ糖尿病型 → 糖尿病
- HbA1cのみ糖尿病型 → 糖尿病の疑い
- いずれも糖尿病型でない → 糖尿病の疑い

3～6ヵ月以内に血糖値・HbA1cを再検査

注1) HbA1cの国際標準化に伴い、新しいNGSP値と従来のJDS値とを併記している。
2) 糖尿病が疑われる場合は、血糖値と同時にHbA1cを測定する。同日に血糖値とHbA1cが糖尿病型を示した場合には、初回検査だけで糖尿病と診断する。

資料）日本糖尿病学会糖尿病診断基準に関する調査検討委員会：糖尿病の分類と診断基準に関する委員会報告、糖尿病 53、458（2010）より一部改変

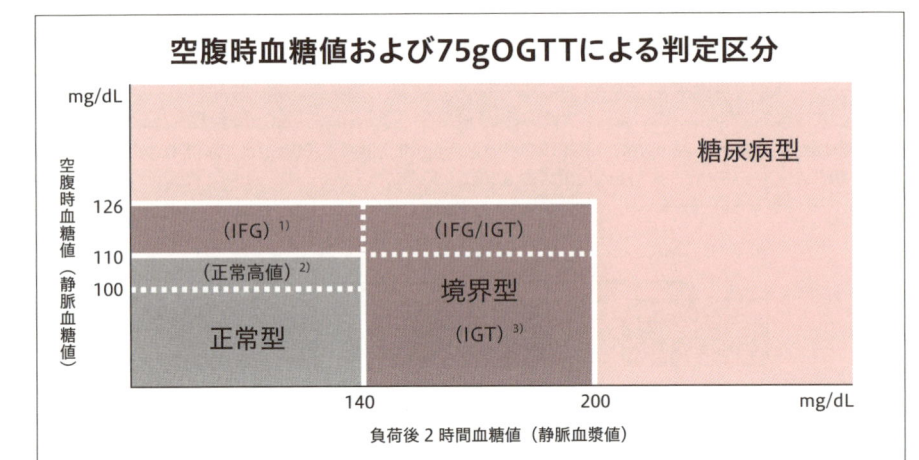

空腹時血糖値および75gOGTTによる判定区分

空腹時血糖値	負荷後2時間血糖値（静脈血漿値）	
mg/dL		
126以上	糖尿病型	
110〜125 (IFG)[1]	(IFG/IGT) 境界型	
100〜109 (正常高値)[2]	(IGT)[3]	
正常型		
	140	200 mg/dL

注1) IFGは空腹時血糖値110〜125mg/dLで、2時間値を測定した場合には140mg/dL未満の群を示す（WHO）。ただしADAでは空腹時血糖値100〜125mg/dLとして、空腹時血糖値のみで判定している。

2) 空腹時血糖値が100〜109mg/dLは正常域であるが、「正常高値」とする。この集団は糖尿病への移行やOGTT時の耐糖能障害の程度からみて多様な集団であるため、OGTTを行うことが勧められる。

3) IGTはWHOの糖尿病診断基準に取り入れられた分類で、空腹時血糖値126mg/dL未満、75gOGTT2時間値140〜199mg/dLの群を示す。

資料）（一社）日本糖尿病学会：糖尿病治療ガイド 2012-2013

Q.4 夕食が遅くなるときは、何を食べたらよいの？

夕食の時間が遅いと、寝付きが悪かったり、翌朝は胃がムカムカして食欲がわかない人が多いようですが、Jさんはいかがですか？

そうですね、朝は食欲がほとんどなく、食べない習慣になってしまいました。

本来、睡眠中は脳や身体は休んでいるので、消化のために内臓（胃）が活動していると、熟睡が難しく不眠の原因になり、肥満や糖尿病などの生活習慣病の原因にもなります。

食べないで寝ることもできないし、何を食べたらよいですか？

夕食はいつも何を食べていますか。

子どもに合わせた食事なので、揚げ物が多いですし、お腹も空いているのでごはんも茶わん2杯食べてしまいます。

夕方の決まった時間におにぎりなどを軽く食べて、帰宅後はごはんを控えて脂肪や塩分控えめのおかずを食べるという分食をお勧めします。

まずは、妻に協力してもらえるよう話してみます。

そうですね。奥様に夕食は豆腐やささ身を使用したおかずや野菜料理を中心に作ってもらうよう伝えてみて下さい。

> **Onepoint**
> 夜遅い食品は、睡眠障害の一因でもあることを説明します。

> **Onepoint**
> 夜遅い時間にお勧めのレシピを勧めましょう。

第10章

Q.5 夜型生活による睡眠不足と肥満の関係は？

ところで、最近、生活リズムの乱れによる体内時計の乱れと肥満や生活習慣病との関係が研究されています。Jさんは、仕事の都合で夕食が遅く、また、遅い時間までパソコンやテレビを見てから就寝しているようですね。

はい、ほぼ毎日そんな感じですね。布団に入ってもなかなか眠れない日も多いです。

体内時計を乱す要因をチェックしてみましょう。

体内時計を乱す要因
- □ 明かりが強い所での夜更かし
- □ 起床時間が不規則
- □ 夜遅い食事
- □ 欠食
- □ 就寝前の高温での長い入浴
- □ 休日の寝だめ
- □ 寝起きに太陽の光を浴びない
- □ 運動不足

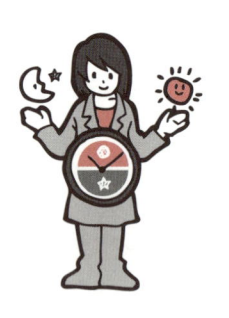

Jさんは、明かりが強い所での夜更かし、夜遅い食事、欠食、運動不足など4項目が当てはまりましたね。パソコンやテレビなど明かりの強い画面を見ると、脳が夜ではないと勘違いして睡眠ホルモンの分泌を遅らせてしまい、体内時計の乱れを引き起こします。睡眠の乱れは、糖尿病など生活習慣病の引き金にもなるんですよ。

睡眠時間も大事なんですね。食べる量を控えるとともに意識して早く寝る習慣をつけ、朝食を少しでも食べるようにしてみます。

Onepoint
遅い時間の食事と体内時計の関連を簡潔に説明し、自分の体内時計の状態に気付いてもらいます。
＊動物から植物まであらゆる生物の体内リズムを刻んでいるのが体内時計と言われています。

Onepoint
チェック表から自分の体内時計の状態がわかります。

第10章

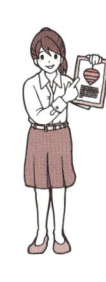

> では、今回の目標を確認します。
> 1．夕食が遅くなるときは、夕方におにぎりなどを軽く食べる
> 2．遅い夕食は炭水化物、脂肪を控え、豆腐や野菜を中心に摂る
> 3．早く寝る習慣をつける

まとめ

　「そんなに食べていないのに、最近太ってきた」という方の生活リズムを聞き取ると、夜型生活で食事も遅い時間に摂っている場合があります。さらに睡眠不足の方に、内臓脂肪症候群（メタボリックシンドローム）が多い傾向がみられます。生活リズムの乱れが、内臓脂肪の蓄積や生活習慣病の原因になっていることが考えられます。睡眠障害も肥満の原因の一つであることが、最近の調査でわかってきました。就寝時間が遅い人は、1時間でも早く寝る習慣を身に付けるよう支援していきましょう。生活習慣の是正は容易ではありませんが、食習慣に着目した偏った支援ではなく、どのような生活環境が問題なのか、相談者の日常生活を振り返る支援を心がけましょう。

1．自己管理能力の低い人への対応
　事例は、糖尿病の可能性や高血圧、脂質異常症など、多臓器に影響を与えてしまう段階にあり、食生活支援だけでは難しいと考えられます。また、自己管理能力が低いようなので、教育入院が必要かもしれません。効果的な支援を行うためにも教育入院が必要な場合があります。検査などを通して自身の健康課題を知ることが大切です。

2．家族へのアプローチ
　事例は、主に食事を作っている妻などの家族の支援が必要です。相談者の意識を変えるだけでは生活習慣の改善が難しいことから、面接時には妻の同席を促すなど、協力体制が今後の健康に影響していきます。

3．社会的支援まで視野に入れて
　労働環境が健康を害する大きな要因になっている場合、職場の健康管理部門への協力を要請し、労働環境の見直しを視野に入れていくことも必要です。労働環境の改善は容易ではないですが、病気になり、治療が必要となる場合など、健康を損ねる前に社会的な支援も視野に入れましょう。

COLUMN

夕食が遅くなるので、夕方に軽く食べています

　夕食が遅くなるときに、夕方に軽く食べている場合、本人は軽く食べているつもりでも、エネルギーを摂り過ぎていることがあります。食事内容を聞き取ると、カレーライス1人前やスナック菓子1袋など、簡単に食べられるものではありますが、高エネルギーで結局1日4食に。

　夕方にごはん物を食べたときは、夕食のごはんは控え、低エネルギーの野菜料理で済ませるなど、夕食の内容を具体的に提案することが大切です。

食後すぐ寝ないよう、がんばって起きています

　就寝時間の2時間前に食事を終えましょうとのアドバイスを受け、就寝時間が深夜に及んでいるとのこと。このように睡眠時間を削ってしまっている方がいます。確かに、就寝時間の2時間前には、食事を終えることが理想ですが、深夜に及ぶ場合、胃に負担をかけないよう油料理を控えたり、量をいつもの八分目にするなど食事量を調整することを勧めましょう。そして、睡眠障害が内臓脂肪増加に影響することを説明し、睡眠時間を確保するように支援しましょう。

第11章
簡単＆ヘルシーレシピ

　1〜10章の食生活支援の中で、お勧めする簡単で健康的な料理を紹介しています。
「料理の早見表」を使って、事例に合った料理を提案してみましょう。

レシピ内の表示
小：小さじ(5mL)
大：大さじ(15mL)

料理の早見表

		1章 肥満	2章 欠食	3章 偏食	4章 飲酒	5章 低栄養・痩せ	6章 外食	7章 間食	8章 野菜不足	9章 一人暮らし	10章 遅い夕食
主食	パンdeグラタン		●			●		●			
	じゃこチーズトースト		●			●		●			
	さつまサンド		●					●			
	あさりごはん					●					
	水菜とコーンのごはん								●		
	焼きおにぎり昆布茶漬け	●			●			●			
	ハムとカマンベールチーズの混ぜごはん										
	キーマカレー								●		
	豆乳そうめん					●					●
	鍋焼きうどん										●
	なすのミートスパゲッティ										
	ソーセージと万能ねぎのチヂミ				●			●	●		
主菜	まぐろの漬け			●		●					
	かつおの和風カルパッチョ			●		●					
	いわしの鍋照り			●							
	さばのカレーじょうゆ煮	●									
	豚肉のしゃぶしゃぶ	●			●						
	鶏肉とはくさいのミルフィーユ煮	●							●		
	鶏むね肉ともやしの蒸し煮	●				●			●		
	鶏ささ身の梅肉和え	●									
	和風スパニッシュオムレツ			●							
	ツナオムレツ			●							
	厚揚げと野菜炒め						●				
	豆腐の簡単炒め					●					
	豆腐のレンジ蒸し	●							●	●	
	変わり冷奴					●				●	
副菜	レンジで温野菜サラダ	●		●			●		●	●	
	棒々鶏（バンバンジー）サラダ						●		●		
	和風ピクルス	●	●		●		●		●		
	和風ポトフ	●							●		
	さけ缶とだいこんの和え物	●									
	なすときのこの和え物										
	にんじん土佐炒め	●			●						
	オクラのかに缶和え	●							●	●	
	きゅうりの昆布和え			●							
	きゅうりのわさび漬け										
	厚揚げの白和え	●							●		
	ひじきの五目酢の物	●			●				●		
	ひじきサラダ	●			●		●		●		
	寒天サラダ	●					●				
汁物	野菜たっぷりスープ	●	●						●	●	●
	具だくさんみそ汁		●						●		
	きのこ汁				●						
	奶湯白菜（ナイタンパーツァイ）					●			●		
	トマトと卵のスープ			●		●			●	●	
	しそのスープ							●			

パンdeグラタン

主食

材料名	分量 1人分	目安量 2人分	目安量 3人分	目安量 4人分
食パン（6枚切り）	1枚	2枚	3枚	4枚
コーンスープの素（粉）	1袋	2袋	3袋	4袋
牛乳	100mL	200mL	300mL	400mL
冷凍ミックスベジタブル	10g	20g	30g	40g
粉チーズ	3g	6g	9g	12g

エネルギー 331kcal　食物繊維 1.4g
たんぱく質 12.2g　塩分 2.4g
脂質 10.0g　カルシウム 193mg
炭水化物 47.8g

★市販のスープで作る簡単グラタンです。スープの種類を変えるといろいろな味が楽しめます。

調理方法
① 食パンを3cm角に切る。
② 耐熱皿にコーンスープの素と温めた牛乳を入れて混ぜる。
③ ②に食パンと冷凍ミックスベジタブルを入れる。
④ 食パンにコーンスープが染み込んだら、粉チーズを上に振りかけてオーブントースターで5分焼く。

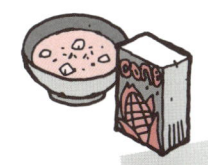

じゃこチーズトースト

主食

材料名	分量 1人分	目安量 2人分	目安量 3人分	目安量 4人分
食パン（6枚切り）	1枚	2枚	3枚	4枚
スライスチーズ	1枚	2枚	3枚	4枚
ちりめんじゃこ	大1	大2	大3	大4

エネルギー 231kcal　食物繊維 1.4g
たんぱく質 11.0g　塩分 1.6g
脂質 7.9g　カルシウム 151mg
炭水化物 28.3g

★朝食や休日の間食にもよいですね。カルシウムがしっかり摂れますよ！

調理方法
① 食パンにチーズとちりめんじゃこをのせる。
② オーブントースターで3分くらい焼く。

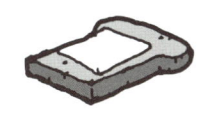

第11章

さつまサンド

主食

材料名	分量		目安量		
	1人分	2人分	3人分	4人分	
ロールパン	2個	4個	6個	8個
野菜入りさつま揚げ	1枚	2枚	3枚	4枚
サラダ菜	2枚	4枚	6枚	8枚
からし	好みで	好みで	好みで	好みで

エネルギー 309kcal　炭水化物 44.3g
たんぱく質 12.1g　食物繊維 1.7g
脂質　　　 8.8g　塩分　　　 1.8g

★ロールパンに、すぐに食べられるたんぱく質食品と野菜をサンドしてみましょう。忙しい朝にお勧めです。

調理方法
①ロールパンは縦に切り込みを入れる。
②野菜入りさつま揚げは縦半分に切る。
③ロールパンにサラダ菜とさつま揚げをはさみ、好みでからしを付ける。

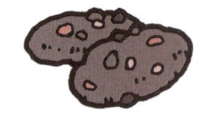

あさりごはん

主食

材料名	分量		目安量		
	1人分	2人分	3人分	4人分	
精白米	70g	1合	1.5合	2合
水	105mL	210mL	315mL	420mL
濃口しょうゆ	小1	小2	大1	小4
あさり缶	20g	40g	60g	80g

エネルギー 276kcal　食物繊維 0.4g
たんぱく質 8.9g　　塩分　　　 1.1g
脂質　　　 1.0g　　鉄　　　　 8.8g
炭水化物　 55.0g

★あさりは鉄分が豊富です。鉄分不足で貧血気味の方にもお勧めです。一般的なあさり缶1缶で3～4人分のあさりごはんが作れます。たくさん作って茶碗1杯分に小分けして冷凍しておくとよいですね。

調理方法
①精白米を洗い、炊飯器に水を入れる。
＊あさり缶の汁があるときは水を減らして汁を入れる。
②水の加減ができたらしょうゆとあさりを入れて炊飯する。

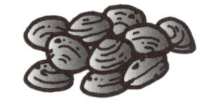

第11章

水菜とコーンのごはん

主食

材料名	分量	目安量			
	1人分	2人分	3人分	4人分	
精白米	70g	1合	1.5合	2合	
水＋コーン缶の汁	105mL	210mL	315mL	420mL	
日本酒	大1/2	大1	大1.5	大2	
塩	1g	小2/5	小3/5	小4/5	
水菜	35g	70g	105g	140g	
コーン缶	20g	40g	60g	80g	

エネルギー 281kcal　炭水化物 59.5g
たんぱく質 5.5g　食物繊維 1.4g
脂質　　　0.8g　塩分　　　1.1g

★水菜やコーンをごはんに加えることで、食物繊維を多く摂ることができます。

調理方法
①炊飯器に精白米、水、コーン缶の汁、日本酒、塩を入れて炊く。
②水菜は3～5mm幅に切り、ゆでて冷水に取り、水気を絞る。
③炊き上がったごはんに②とコーンを混ぜ合わせる。

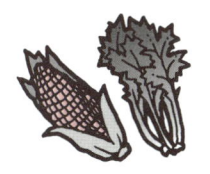

焼きおにぎり昆布茶漬け

主食

材料名	分量	目安量			
	1人分	2人分	3人分	4人分	
ごはん	100	200	300	400	
大豆（乾）	10	20	30	40	
さとう	5	10	15	20	
塩	少々	少々	少々	少々	
ごま油	小1/2	小1	小1.5	小2	
みつば	5	10	15	20	
白ごま	0.5	1	1.5	2	
昆布茶	小1/2	小1	小1.5	小2	
湯	100mL	200mL	300mL	400mL	

エネルギー 254kcal　炭水化物 46.2g
たんぱく質 6.3g　食物繊維 2.3g
脂質　　　4.5g　塩分　　　1.5g

★大豆の食物繊維が摂取でき、かむことで満腹感を感じる1品です。おにぎりを冷凍しておくと夜食に便利です。

調理方法
①大豆は少し焦げ目がつく程度に煎り、さっと洗って熱いうちに水に浸す（3～4時間）。
②①を火にかけ、大豆がやわらかくなったら、さとう、塩を加えて煮含ませる。
③②をごはんに混ぜておにぎりにして、フライパンに少量のごま油をひいて焼く。
④焦げ目のついたおにぎりを器に入れて、昆布茶をかけ、みつばとごまを振りかける。

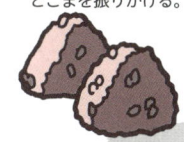

第11章

ハムとカマンベールチーズの混ぜごはん

主食

材料名	分量 1人分	目安量 2人分	3人分	4人分
ごはん	150g	300g	450g	600g
ロースハム	20g	40g	60g	80g
カマンベールチーズ	50g	100g	150g	200g
きゅうり	10g	20g	30g	40g
フレンチドレッシング	小1	小2	大1	小4
卵	1/2 個	1 個	1.5 個	2 個
油	適宜	適宜	適宜	適宜

エネルギー 456kcal　炭水化物 56.8g
たんぱく質 15.5g　食物繊維 0.6g
脂質 16.9g　塩分 1.3g

調理方法
① ロースハム、カマンベールチーズは角切りにする。
② きゅうりは輪切りにして塩もみし、水気を切っておく。
③ ①と②をフレンチドレッシングで和える。
④ 卵は炒り卵にする。
⑤ ③をごはんに混ぜて、上に炒り卵を散らす。

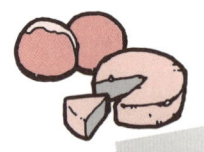

★ハムやチーズ、卵のたんぱく質を簡単に摂れるので、朝食の1品にお勧めです。たまねぎのスライスを塩もみして入れてもおいしくいただけます。

キーマカレー

主食

材料名	分量 1人分	目安量 2人分	3人分	4人分
精白米	70g	1 合	1.5 合	2 合
合びき肉	50g	100g	150g	200g
たまねぎ	中 1/4 玉	中 1/2 玉	中 3/4 玉	中 1 玉
じゃがいも	1/2 個	1 個	1.5 個	2 個
ミックスベジタブル	10g	20g	30g	40g
油	小 1/2	小 1	小 1.5	小 2
カレールウ	20g	40g	60g	80g
水	120mL	240mL	360mL	480mL

エネルギー 510kcal　炭水化物 69.8g
たんぱく質 16.0g　食物繊維 2.1g
脂質 17.1g　塩分 2.2g

調理方法
① ごはんを炊く。
② たまねぎは粗くみじん切りにする。
③ じゃがいもは皮をむいて1cm角に切る。
④ フライパンを熱して油を入れ、合びき肉、たまねぎ、じゃがいも、ミックスベジタブルを炒める。
⑤ 水を入れ、沸騰したらカレールウを加えて弱火で10分くらい煮込む。

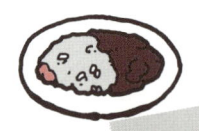

★ごはんを炊いている間にできるカレーです。じゃがいもが大きいとやわらかくなるまでに時間がかかるので、ミックスベジタブルのにんじんくらいの大きさが目安です。

第11章

豆乳そうめん

主食

材料名	分量 1人分	目安量 2人分	目安量 3人分	目安量 4人分
そうめん	1.5束	3束	4.5束	6束
めんつゆ	75mL	150mL	225mL	300mL
豆乳	100mL	200mL	300mL	400mL
すりごま	小1	小2	大1	小4
青しそ	1枚	2枚	3枚	4枚
青ねぎ	5g	10g	15g	20g
豆板醤	好みで	好みで	好みで	好みで

エネルギー 415kcal　　食物繊維　3.4g
たんぱく質 13.8g　　　塩分　　　3.4g
脂質　　　 7.7g　　　　カルシウム 114mg
炭水化物　 70.1g

調理方法
①めんつゆ、豆乳を混ぜ合わせて冷やしておく。
②そうめんは固めにゆでて、冷水でしめる。
③器に①の豆乳だしをはり、そうめんを盛り、せん切りにした青しそ、すりごま、青ねぎを上にのせる。好みで、豆板醤を加える。

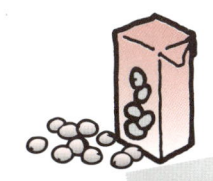

★豆乳は、植物性たんぱく質が多く、イソフラボンも含まれます。食欲のないときに、そうめんだけでは、炭水化物だけの食事になってしまいます。厚揚げを炒めたものやレタスなどのトッピングをしてアレンジしてみましょう。

鍋焼きうどん

主食

材料名	分量 1人分	目安量 2人分	目安量 3人分	目安量 4人分
ゆでうどん	1玉	2玉	3玉	4玉
卵	1個	2個	3個	4個
竹輪	1/2本	1本	1.5本	2本
はくさい	50g	100g	150g	200g
水菜	10g	20g	30g	40g
白ねぎ	5g	10g	15g	20g
めんつゆ（ストレート）	100mL	200mL	300mL	400mL

エネルギー 358kcal　　炭水化物　56.5g
たんぱく質 16.0g　　　食物繊維　2.7g
脂質　　　 6.3g　　　　塩分　　　4.4g

調理方法
①野菜を食べやすい大きさに切る。
②鍋にめんつゆを入れ、沸騰したらうどん、竹輪、野菜を入れ、最後に卵を入れる。
③野菜がやわらかくなり、卵に火が通るまで煮る。

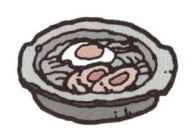

★1人用の土鍋があると冷めにくいですね。冷蔵庫にある残りものの野菜や魚、肉などいろいろ入れてみましょう。

第11章

なすのミートスパゲッティ

主食

材料名	分量 1人分	2人分	目安量 3人分	4人分
スパゲッティ	100g	200g	300g	400g
なす	50g	100g	150g	200g
塩	少々	ひとつまみ	ひとつまみ	ひとつまみ
オリーブ油	小1	小2	大1	小4
ミートソース缶	100g	200g	300g	400g

エネルギー 545kcal　炭水化物 84.9g
たんぱく質 17.4g　食物繊維 3.8g
脂質 13.3g　塩分 3.8g

★ミートソースは電子レンジで温めてもよいです。お好きな野菜、きのこを入れてもよいですね。

調理方法
①なすを一口大に切る。
②大きい鍋にお湯を沸かし、塩を入れてスパゲッティとなすを一緒にゆでる。
＊ゆで時間はパスタの袋の表示を参照。
③ミートソースを鍋で温める。
④パスタとなすがゆで上がったら湯を切り、オリーブ油をからめる。
⑤④を器に盛り付けてミートソースをかける。

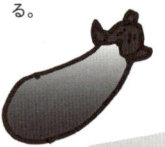

ソーセージと万能ねぎのチヂミ

主食

材料名	分量 1人分	2人分	目安量 3人分	4人分
ソーセージ	60g	120g	180g	240g
万能ねぎ	50g	100g	150g	200g
卵	1個	2個	3個	4個
水	大3	大6	大9	大12
薄力粉	大3	大6	大9	大12
ごま油	小1	小2	大1	小4
濃口しょうゆ	小1	小2	大1	小4
酢	小2	小4	大2	小8
さとう	0.5g	1g	1.5g	2g
粉唐辛子	少々	少々	少々	少々
ごま	0.3g	0.6g	0.9g	1.2g

エネルギー 431kcal　炭水化物 29.6g
たんぱく質 17.7g　食物繊維 2.4g
脂質 28g　塩分 2.2g

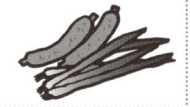

調理方法
①ソーセージは縦半分に切り、さらに縦に幅5mmに切る。
②万能ねぎは長さ5cmに切る。
③ボウルに卵、水、薄力粉を混ぜ、ソーセージと万能ねぎを加えて混ぜる。
④フライパン(直径約20cm)にごま油を入れて中火で熱し、③を流し入れて薄くのばす。
⑤2分ほど焼いたら裏返し、3～4分焼く。
⑥食べやすい大きさに切り、器に盛り、たれをかける。

第11章

まぐろの漬け

主菜

材料名	分量 1人分	目安量 2人分	3人分	4人分
造り用まぐろ	60g	120g	180g	240g
濃口しょうゆ	大1/2	大1	大1.5	大2
みりん	大1/2	大1	大1.5	大2
すりごま	小1/2	小1	小1.5	小2

調理方法
① まぐろは食べやすい大きさに切る。
② タッパーにしょうゆとみりん、すりごまを合わせ、①のまぐろを漬け込み、冷蔵庫に一晩置く。

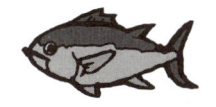

エネルギー 112kcal　　炭水化物　5.6g
たんぱく質 17.1g　　　食物繊維　0.1g
脂質　　　1.4g　　　　塩分　　　1.2g

★ごはんにのせると漬け丼に、野菜にのせると海鮮サラダになります。

かつおの和風カルパッチョ

主菜

材料名	分量 1人分	目安量 2人分	3人分	4人分
かつおのたたき	80g	160g	240g	320g
生わかめ	10g	20g	30g	40g
たまねぎ	20g	40g	60g	80g
みょうが	1/2本	1本	1.5本	2本
ポン酢	大1	大2	大3	大4
ごま油	小1/2	小1	大1/2	小2

調理方法
① 生わかめはきれいに洗い、熱湯でさっとゆでて冷水にとり、食べやすい大きさに切る。
② たまねぎは、薄くスライスし、水にさらす。
③ みょうがは半分に切り、縦に薄くスライスする。
④ かつおのたたきは食べやすい大きさにスライスする。
⑤ 器にわかめを敷き、かつおを並べる。その上に水気を切ったたまねぎとみょうがをちらし、ポン酢とごま油をかける。

エネルギー 120kcal　　食物繊維　0.8g
たんぱく質 21.5g　　　塩分　　　0.6g
脂質　　　1.9g　　　　鉄　　　　1.7g
炭水化物　3.5g　　　　多価不飽和脂肪酸 0.76g

★かつおは、魚の中でも鉄を多く含みます。また、動脈硬化を予防する、多価不飽和脂肪酸の1つであるDHAが多く含まれています。

第11章

いわしの鍋照り

主菜

材料名	分量 1人分	目安量 2人分	目安量 3人分	目安量 4人分
開きいわし（生）	2尾	4尾	6尾	8尾
おろししょうが	2.5g	少々	小1/2	小1
塩	少々	少々	少々	少々
小麦粉	適宜	適宜	適宜	適宜
油	小1/2	小1	小1	小2
濃口しょうゆ	小1/2	小1	大1/2	小2
みりん	小1	小2	大1	小4
日本酒	小1	小2	大1	小4
白ねぎ	5g	10g	15g	20g

エネルギー 222kcal　食物繊維 0.2g
たんぱく質 16.4g　塩分　1.2g
脂質　　12.7g　多価不飽和脂肪酸 4.5g
炭水化物　7.2g

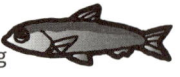

★青背の魚はDHAが多く、血栓予防の効果があります。いつも血液サラサラに！！いわしのほか、さばやぶりなども合います。

調理方法
①いわしにおろししょうがと塩を振る。
②調味料を合わせる。
③いわしに小麦粉をまぶし、余分な粉をはたく。
④フライパンに油を入れて熱し、中火で③のいわしの両面を焼く。
⑤いわしに火が通ったら、キッチンペーパーで余分な油をふき取り、調味料を鍋縁から回し入れる。
⑥白ねぎは白髪ねぎにし、水にさらし、器に盛り付けたいわしの上にのせる。

さばのカレーじょうゆ煮

主菜

材料名	分量 1人分	目安量 2人分	目安量 3人分	目安量 4人分
さば	1切	2切	3切	4切
ししとうがらし	2本	4本	6本	8本
たまねぎ	80g	160g	240g	320g
水	大3	大6	大9	大12
酒	大1	大2	大3	大4
みりん	大1	大2	大3	大4
さとう	大1/2	大1	大1.5	大2
濃口しょうゆ	大1	大2	大3	大4
カレー粉	1g	2g	3g	4g

エネルギー 288kcal　食物繊維 2.0g
たんぱく質 19.2g　塩分　2.9g
脂質　　9.9g　多価不飽和脂肪酸 1.6g
炭水化物　23.3g

★青背の魚はDHAが多く、血栓予防の効果があります。いつも血液サラサラに！！

調理方法
①たまねぎは、繊維に直角に幅1cmの半月形に切る。
②鍋に分量の水を煮立て、調味料を混ぜ、さばの皮目を上にして入れる。再び煮立ってきたらふたをして、弱火で8分煮る。
③②のさばを鍋の端に寄せ、①のたまねぎを加え、ふたをしてさらに3～4分煮て、ししとうを加え、ひと煮立ちさせる。

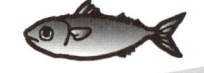

第11章

豚肉のしゃぶしゃぶ

主菜

材料名	分量 1人分	2人分	目安量 3人分	4人分
豚肉	60g	120g	180g	240g
だいこん	20g	40g	60g	80g
かいわれ菜	1/4 パック	1/2 パック	2/3 パック	1 パック
ポン酢	大1	大2	大3	大4
ごま油	小 1/2	小1	大 1/2	小2
すりごま	小 1/2	小1	大 1/2	小2

エネルギー 161kcal　　食物繊維 0.6g
たんぱく質 11.9g　　塩分 0.4g
脂質 10.9g　　ビタミン B1 0.42mg
炭水化物 2.5g

★豚肉はビタミン B1 が多い食品です。生活習慣病の予防のために赤身肉を使いましょう。夏は冷たく、冬は温かくして食べましょう。

調理方法
豚肉は食べやすい大きさに切る。
だいこんはせん切りにする。かいわれ菜は半分の長さに切る。調味料は合わせる。

冷しゃぶの場合
豚肉を湯がき、氷水に取り、冷えたらキッチンペーパーで水分を取る。だいこんとかいわれ菜を盛った器に豚肉をのせ、調味料を合わせたタレをかける。

温かいしゃぶしゃぶの場合
小なべを用意し、昆布だしを沸騰させ、野菜、豚肉をゆでて食べる。

鶏肉とはくさいのミルフィーユ煮

主菜

材料名	分量 1人分	2人分	目安量 3人分	4人分
鶏ひき肉	40g	80g	120g	160g
卵	1/4 個	1/2 個	3/4 個	1 個
はくさい	2 枚	4 枚	6 枚	8 枚
コンソメ	0.5 個	1 個	1.5 個	2 個
水	50mL	100mL	150mL	200mL

エネルギー 111kcal　　炭水化物 5.9g
たんぱく質 113g　　食物繊維 2.1g
脂質 4.8g　　塩分 1.0g

★コンロや鍋がなくてもできる1品です。はくさいの甘味が出て食べやすいメニューです。

調理方法
①はくさいは3cm幅に切る。鶏ひき肉と卵を混ぜる。
②はくさいと鶏ひき肉を交互にグラタン皿に敷いていく。
③コンソメを水に溶き、②に入れる。
④電子レンジで中の肉に火が通るまで熱する。

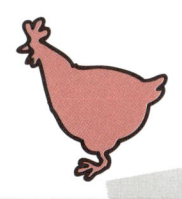

第11章

鶏むね肉ともやしの蒸し煮

材料名	分量 1人分	目安量 2人分	目安量 3人分	目安量 4人分
鶏むね肉	100g	200g	300g	400g
さとう	大 1/2	大 1	大 1.5	大 2
塩（または塩麹）	少々（小1）	ひとつまみ（小2）	ひとつまみ（大1）	ひとつまみ（小4）
こしょう	少々	少々	少々	少々
もやし	1/2 袋	1 袋	1.5 袋	2 袋
チリソース	大 1	大 2	大 3	大 4

エネルギー 236kcal　炭水化物 10.5g
たんぱく質 20.7g　食物繊維 1.0g
脂質 11.7g　塩分 1.3g

★鶏むね肉を使った疲労回復の一品です。
★鶏むね肉は鶏もも肉より脂肪が少ないです。

主菜

調理方法
① 鶏むね肉は食べやすい大きさにそぎ切りにし、さとうをもみ込み、塩、こしょうを振る。
② フライパンにもやしを入れて①の鶏むね肉をのせ、ふたをして鶏肉に火が通るまで蒸し焼きにする。
③ 火が通ったらチリソースを入れ、1～2分火にかける。

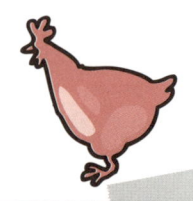

鶏ささ身の梅肉和え

材料名	分量 1人分	目安量 2人分	目安量 3人分	目安量 4人分
鶏ささ身	80g	160g	240g	320g
片栗粉	大 1	大 2	大 3	大 4
水菜	30g	60g	90g	120g
だいこん	40g	80g	120g	160g
にんじん	10g	20g	30g	40g
梅肉	大 1	大 2	大 3	大 4

エネルギー 166kcal　炭水化物 19.4g
たんぱく質 19.5g　食物繊維 2.0g
脂質 0.8g　塩分 1.3g

★添えの野菜は季節の野菜を使い、彩りよく組み合わせてみましょう。

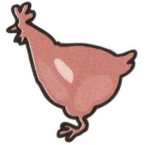

主菜

調理方法
① 鶏ささ身は筋を取り、片栗粉を全体にからめて熱湯に3分入れる。
② 熱湯から出し、氷水に入れて粗熱をとり、一口大のそぎ切りにする。
③ 水菜は食べやすい大きさに切り、だいこんとにんじんはせん切りにして、水菜と和える。
④ 器に③の野菜を敷いて、その上に②の鶏ささ身を盛り付け、市販の梅肉をかける（ごまだれやお好みのドレッシングをかけてもよい）。

第11章

和風スパニッシュオムレツ 　主菜

材料名	分量 1人分	目安量 2人分	目安量 3人分	目安量 4人分
卵	1個	2個	3個	4個
切干大根の煮物	30g	60g	90g	120g
塩こしょう	少々	少々	少々	少々
青ねぎ	5g	10g	15g	20g
油	小1/2	小1	大1/2	小2
プチトマト	1個	2個	3個	4個
サニーレタス	10g	20g	30g	40g

エネルギー　98kcal　　炭水化物　3.6g
たんぱく質　7.0g　　　食物繊維　0.7g
脂質　　　　5.9g　　　塩分　　　0.7g

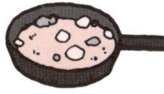

★惣菜や前日の煮物を利用し、オムレツにした一品です。卵料理に野菜等をプラスすることができます。

調理方法
①切干大根の煮物は、細かく刻む。青ねぎは小口切りにする。
②ボールに卵を溶きほぐし、①を加え、塩・こしょうで味を調える。
③フライパンに油を熱し、②の生地を流し入れ、弱火でふたをして焦がさないよう焼く。
④きつね色になったら、裏返し、火を通す。
⑤人数分に切り分け、器に盛る。サニーレタスとプチトマトを添える。

ツナオムレツ 　主菜

材料名	分量 1人分	目安量 2人分	目安量 3人分	目安量 4人分
卵	1個	2個	3個	4個
ツナ缶	20g	40g	60g	80g
ブロッコリー	40g	80g	120g	160g
たまねぎ	40g	80g	120g	160g
塩	少々	ひとつまみ	ひとつまみ	ひとつまみ
油	小1/2	小1	小1.5	小2

エネルギー　175kcal　　炭水化物　5.8g
たんぱく質　11.8g　　　食物繊維　2.4g
脂質　　　　11.7g　　　塩分　　　0.7g

★ガスコンロがない場合、ブロッコリーは耐熱容器で電子レンジで30秒温めるとゆでブロッコリーになります。また、耐熱皿に油を塗って調理方法③の材料を入れてオーブン（約180℃、約20分）で焼けます。ほかの野菜もいろいろと試してみましょう。

調理方法
①ブロッコリーは食べやすい大きさに切ってゆでる。
②たまねぎは薄くスライスする。
③卵を割りほぐし、ブロッコリー、たまねぎ、ツナ缶、塩を混ぜる。
④フライパンに油を熱し、③を流し込み、弱火で焦がさないように焼く。上の表面が固まってきたら裏返して、弱火で1〜2分焼く。

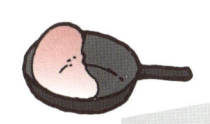

第11章

厚揚げと野菜炒め

主菜

材料名	分量 1人分	目安量 2人分	目安量 3人分	目安量 4人分
厚揚げ	1個	2個	3個	4個
豚スライス肉	40g	80g	120g	160g
キャベツ	80g	160g	240g	320g
にんじん	20g	40g	60g	80g
油	小1	小2	大1	小4
塩	少々	少々	ひとつまみ	ひとつまみ
濃口しょうゆ	小1	小2	大1	小4

エネルギー 257kcal　炭水化物 7.1g
たんぱく質 14.8g　食物繊維 2.3g
脂質 18.7g　塩分 1.4g

★一人暮らしの場合は、野菜炒め用のカット野菜を利用すると簡単にできます。厚揚げを入れるとボリュームが出ます。

調理方法
① 厚揚げは一口大に切る。豚肉は2cmくらいに切る。キャベツはざく切り、にんじんは短冊切りにする。
② フライパンに油を熱し、豚肉、厚揚げ、にんじん、キャベツの順に炒める。
③ 具材に火が通ったら、塩としょうゆで味付けをする。

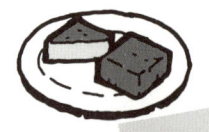

豆腐の簡単炒め

主菜

材料名	分量 1人分	目安量 2人分	目安量 3人分	目安量 4人分
豆腐	150g	300g	450g	600g
アボカド	30g	60g	90g	120g
トマト	50g	100g	150g	200g
たまねぎ	20g	40g	60g	80g
にんにく	1かけ	2かけ	3かけ	4かけ
オリーブ油	小1	小2	大1	小4
水	50mL	100mL	150mL	200mL
塩	小1/2	小1	小1.5	小2
こしょう	少々	少々	少々	少々

エネルギー 211kcal　食物繊維 3.1g
たんぱく質 11.3g　塩分 2.5g
脂質 15.0g　カルシウム 191mg
炭水化物 8.9g

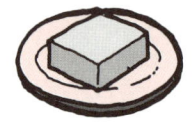

調理方法
① 豆腐は、水を切り1cmの角切りにする。
② アボカド、トマトも1cmの角切りにする。
③ たまねぎ、にんにくはみじん切りにする。
④ フライパンにオリーブ油をひいて、火にかけ、③を炒め、豆腐、アボカドを加えてざっと炒め合わせる。
⑤ 分量の水とトマトを入れて、ひと煮立ちさせ、最後に塩、こしょうで味を調える。

第11章

豆腐のレンジ蒸し

材料名	分量 1人分	目安量 2人分	3人分	4人分
絹ごし豆腐	1/2丁	1丁	1.5丁	2丁
だし昆布	小1枚	小2枚	小3枚	小4枚
まいたけ	20g	40g	60g	80g
小松菜	20g	40g	60g	80g
えび	1尾	2尾	3尾	4尾
ポン酢	適宜	適宜	適宜	適宜

エネルギー 95kcal　　食物繊維　1.3g
たんぱく質 10.8g　　塩分　　　0.4g
脂質　　　 3.8g　　カルシウム 100mg
炭水化物　 4.5g

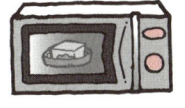

★添えの野菜などは冷蔵庫にあるものでよいです。

主菜

調理方法

① だし昆布はぬれたふきん（またはキッチンペーパー）に挟んでおく。
② まいたけは食べやすいよう、小房にする。小松菜は洗って2cmの長さに切る。えびは、背ワタを取る。
③ 耐熱性の深皿に①のだし昆布を敷き、豆腐とまいたけ、小松菜、えびを盛り付け、ラップをして約10分加熱する。
※ レンジの電力によって時間は調整すること。

変わり冷奴

材料名	分量 1人分	目安量 2人分	3人分	4人分
絹ごし豆腐	1/4丁	1/2丁	3/4丁	1丁
なめたけ	大1	大2	大3	大4
オクラ	1/2本	1本	1.5本	2本
濃口しょうゆ	小1/2	小1	小1.5	小2

エネルギー 54kcal　　炭水化物　2.4g
たんぱく質 4.7g　　 食物繊維　1.0g
脂質　　　 4.8g　　 塩分　　　1.0g

★寒い季節には豆腐を温めて、大根おろしやしらす干しをのせてもよいですね。

主菜

調理方法

① オクラはゆでて、2mm幅に切る。
② 豆腐を器に盛り付け、オクラとなめたけを上にのせ、しょうゆをかける。

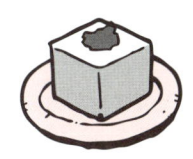

第11章

レンジで温野菜サラダ

副菜

材料名	分量 1人分	目安量 2人分	3人分	4人分
ブロッコリー	20g	40g	60g	80g
カリフラワー	20g	40g	60g	80g
かぼちゃ	30g	60g	90g	120g
パプリカ	10g	20g	30g	40g
ミニアスパラガス	2本	4本	6本	8本
マヨネーズ	10g	20g	30g	40g

エネルギー 114kcal　炭水化物 9.8g
たんぱく質 2.7g　　食物繊維 2.9g
脂質　　　7.7g　　塩分　　　0.2g

★野菜を切って電子レンジで温めるだけで温野菜サラダができます。加熱すると量をしっかり摂れますね。

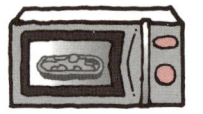

調理方法
① ブロッコリーとカリフラワーは食べやすい大きさに切る。茎は硬いところを除いく。
② かぼちゃとパプリカは種を取って一口大に切る。
③ ミニアスパラガスは硬いところを除く。
④ 野菜を耐熱容器に入れて電子レンジで加熱する。
＊かぼちゃは少し加熱時間を長くする。
⑤ 器に盛り付け、マヨネーズやドレッシングなどをかける。

棒々鶏（バンバンジー）サラダ

副菜

材料名	分量 1人分	目安量 2人分	3人分	4人分
きゅうり	25g	50g	75g	100g
鶏ささ身	30g	60g	90g	120g
日本酒	大1/4	大1/2	大3/4	大1
トマト	20g	40g	60g	80g
練りごま	小1/2	小1	小1.5	小2
酢	小1/2	小1	小1.5	小2
濃口しょうゆ	大1/2	大1	大1.5	大2
ごま油	小1/2	小1	小1.5	小2
さとう	小1/2	小1	小1.5	小2
ラー油	少々	少々	少々	少々

エネルギー 88kcal　炭水化物 4.9g
たんぱく質 8.6g　　食物繊維 0.9mg
脂質　　　3.4g　　塩分　　　1.3g

★鶏ささ身の代わりに鶏むね肉を使ってもよいです。

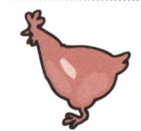

調理方法
① 鶏ささ身は筋を取り、耐熱皿に入れて酒を振りかける。ラップをして、電子レンジで3～4分加熱し、火が通ったら冷ます。
② きゅうりは縦半分に切り、2～3mmの厚さの斜め切りにして塩水につける。トマトは飾り用に切る。
③ 調味料を混ぜ合わせ、食べやすい大きさに手でさいたささ身と、水気を絞ったきゅうりを加えて和える。
④ 器に盛り、トマトを飾る。

第11章

和風ピクルス

副菜

材料名	分量 1人分	目安量 2人分	3人分	4人分
きゅうり	20g	40g	60g	80g
セロリ	10g	20g	30g	40g
パプリカ	10g	20g	30g	40g
れんこん	5g	10g	15g	20g
みょうが	5g	10g	15g	20g
かぼちゃ	10g	20g	30g	40g
オクラ	10g	20g	30g	40g
だし汁	大1	大2	大3	大4
酢	大2	大4	大6	大8
みりん	大1	大2	大3	大4
塩	小1/4	小1/2	小3/4	小1
さとう	小1	小2	大1	小4

(液1/5摂取ととして計算)
エネルギー 36kcal　脂質 0.1g　食物繊維 1.6g
たんぱく質 1.0g　炭水化物 7.5g　塩分 0.3g

調理方法
① 野菜は一口大に切り、熱湯にさっとくぐらせて、固めの湯通しをする。
② 調味料は、ひと煮立ちさせて粗熱をとる。
③ 粗熱をとった調味料に野菜を入れ、混ぜ合わせる。
④ 瓶に詰め（野菜が調味料に浸るように）冷蔵庫で保存する。
＊1週間後位が食べ頃です。

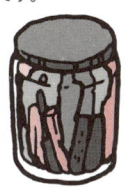

和風ポトフ

副菜

材料名	分量 1人分	目安量 2人分	3人分	4人分
粗挽きソーセージ	1本	2本	3本	4本
にんじん	30g	60g	90g	120g
たまねぎ	1/4個	1/2個	3/4個	1個
キャベツ	50g	100g	150g	200g
水	250mL	500mL	750mL	1,000mL
鶏がらスープの素	小2/3	小1強	小2	小2.5
薄口しょうゆ	小1/4	小1/2	小3/4	小1
みりん	小1/2	小1	大1/2	小2

エネルギー 135kcal　炭水化物 12.9g
たんぱく質 6.9g　食物繊維 2.5g
脂質　　 6.5g　塩分　　 1.7g
★ソーセージの代わりに、鶏の手羽などでもよいです。

調理方法
① にんじん、たまねぎ、キャベツはくし切りにする（キャベツは芯を切り離さない）。
② なべにソーセージと野菜、水と調味料を加え、やわらかくなるまで弱火で煮込む（20～30分）。または、耐熱容器に入れ、電子レンジで1人約10分加熱する。

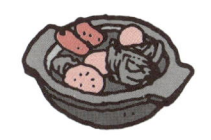

第11章

さけ缶とだいこんの和え物

副菜

材料名	分量 1人分	目安量 2人分	3人分	4人分
だいこん	50g	100g	150g	200g
さけ缶	20g	40g	60g	80g
あさつき	1/2本	1本	1.5本	2本
酢（またはレモン汁）	少々	小1/2	小2/3	小1

エネルギー 44kcal　炭水化物 2.3g
たんぱく質 4.5g　食物繊維 0.7g
脂質　　　1.8g　塩分　　　0.1g

★缶詰を常備して、野菜と一緒に和えましょう。魚臭さがなく、手軽にたんぱく質が摂れます。

調理方法
①だいこんは4〜5cm長さのせん切りにし、塩（小さじ1）を振ってもみ込み、しんなりしたら水気を絞る。
②さけ缶は汁を切って粗くほぐし、だいこんと酢（またはレモン汁）で和える。
③あさつきは小口切りにし、上から飾る。

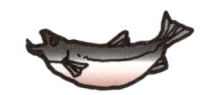

なすときのこの和え物

副菜

材料名	分量 1人分	目安量 2人分	3人分	4人分
なす	60g	120g	180g	240g
しめじ	30g	60g	90g	120g
青しそ	1枚	2枚	3枚	4枚
みょうが	1/2個	1個	1.5個	2個
濃口しょうゆ	小1	小2	大1	小4
みりん	小1/2	小1	小1.5	小2
酢	小1	小2	大1	小4
ごま油	小1	小2	大1	小4

エネルギー 67kcal　炭水化物 6.9g
たんぱく質 2.0g　食物繊維 2.5g
脂質　　　3.3g　塩分　　　0.9g

★電子レンジを使った簡単料理です。しょうがやごまなどの香味を利用すると薄味でもおいしくいただけます。

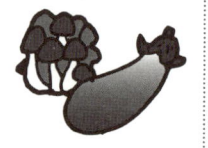

調理方法
①なすは、乱切りにして、少し水にさらす。しめじは石付きを取る。
②なすの水気を切り、耐熱皿に入れ、ラップをしてレンジにかける（なす4本で約10分）。
③しめじも耐熱皿に入れ、ラップをして約5分レンジにかける。
⑤ボウルに調味料を混ぜ、なすとしめじを和える。
⑥しそとみょうがは、せん切りにし、上から飾る。

第11章

にんじん土佐炒め

副菜

材料名	分量 1人分	2人分	3人分	4人分
にんじん	40g	80g	120g	160g
ごま油	小1/2	小1	小1.5	小2
さとう	少々	小1/2	小3/4	小1
濃口しょうゆ	大1/4	大1/2	大1弱	大1
削り節	0.5g	1g	1.5g	2g

（目安量）

エネルギー 36kcal　食物繊維 0g
たんぱく質 1.0g　塩分 0.7g
脂質 1.6g　カロテン 3.3mg
炭水化物 4.8g

★にんじんはカロテンとビタミンCがたっぷり。抗酸化作用で、いつまでも若々しい血管を維持しましょう！

調理方法
① にんじんはせん切り（つまようじくらいの太さ）にする。
② フライパンにごま油を熱し、にんじんを炒める。
③ ややしんなりしてきたら、さとう、しょうゆを加え、汁気がなくなるまで中火で炒める。
④ 火を止める直前に削り節を振り入れ、混ぜ合わせる。

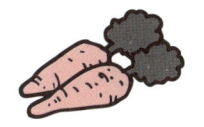

オクラのかに缶和え

副菜

材料名	分量 1人分	2人分	3人分	4人分
オクラ	3本	6本	9本	12本
かに缶	20g	40g	60g	80g
めんつゆ（ストレート）	小1/3	小2/3	小1	小1強

（目安量）

エネルギー 24kcal　炭水化物 2.0g
たんぱく質 3.9g　食物繊維 1.5g
脂質 0.1g　塩分 0.3g

★オクラの「ねばねば」の成分は、「ペクチン」という食物繊維と、「ムチン」という糖とたんぱく質が結合した粘液性物質で、私たちの口や胃などに存在し、保護的な役割があります。安価な夏の食材ですから、手軽に使って食べましょう。

調理方法
① オクラは塩をつけてこすり、うぶ毛を取る。
② 沸騰した湯に①を入れて色よくゆで、冷水に取る。
③ オクラを輪切りにし、かに缶とめんつゆを入れて混ぜる。

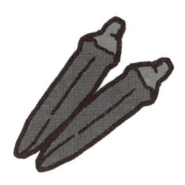

第11章

きゅうりの昆布和え

副菜

材料名	分量				目安量
	1人分	2人分	3人分	4人分	
きゅうり	50g	100g	150g	200g	
塩昆布	4g	8g	12g	16g	

エネルギー 11kcal　炭水化物 3.0g
たんぱく質 1.2g　食物繊維 1.9g
脂質　　　0.1g　塩分　　　1.8g

★調味料がなくても簡単に和え物ができます。ゆでたキャベツやはくさいでもおいしいです。

調理方法
きゅうりは輪切りにし、塩昆布と混ぜる。
＊きゅうりは乱切りにすると歯ごたえがあり、異なる食感になります。

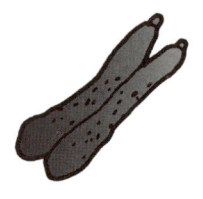

きゅうりのわさび漬け

副菜

材料名	分量				目安量
	1人分	2人分	3人分	4人分	
きゅうり	30g	60g	90g	120g	
セロリ	10g	20g	30g	40g	
わさび	小1/4	小1/2	小3/4	小1	
酢	小1/3	小2/3	小1	小1強	
さとう	小1/4	小1/2	小3/4	小1	
塩	小1/8	小1/4	小1/3	小1/2	

エネルギー 9kcal　炭水化物 2.0g
たんぱく質 0.4g　食物繊維 0.5g
脂質　　　0g　　塩分　　　0.6g

★冷蔵庫に残っている野菜を使って、簡単にできる漬け物をつくってみましょう。

調理方法
①きゅうりは蛇腹に切り、1cm幅に切る。
②セロリは斜め切りにする。
③ビニール袋に調味料を入れてよく混ぜる。
④きゅうりとセロリを入れて軽くもみ、冷蔵庫に入れてしばらく置く。

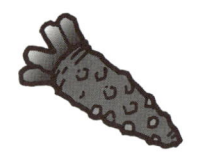

厚揚げの白和え

副菜

材料名	分量 1人分	目安量 2人分	3人分	4人分
ひじきの煮物	20g	40g	60g	80g
厚揚げ	30g	60g	90g	120g
すりごま	小1/2	小1	大1/2	小2
さとう	小1/2	小1	大1/2	小2
白みそ	4g	大1/2	大3/4	大1
塩	少々	ひとつまみ	ひとつまみ	ひとつまみ

調理方法
① 厚揚げは熱湯に通し、ミキサーにかける(または、すり鉢でする)。
② ①にすりごまと調味料を加え、ミキサーにかけ、ボールに取り出す。
③ ②にひじきの煮物の汁を切り、混ぜ合わせ、器に盛る。

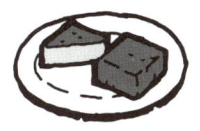

エネルギー 89kcal　食物繊維　1.7g
たんぱく質 4.8g　塩分　0.7g
脂質　5.4g　カルシウム 143mg
炭水化物　6.3g

★厚揚げを使うことで、ゆでて水気を絞るという手間がなくなり、簡単にできます。

ひじきの五目酢の物

副菜

材料名	分量 1人分	目安量 2人分	3人分	4人分
ひじき（乾）	2g	4g	6g	8g
にんじん	5g	10g	15g	20g
きゅうり	20g	40g	60g	80g
えのきたけ	20g	40g	60g	80g
たまねぎ	10g	20g	30g	40g
かいわれ菜	5g	10g	15g	20g
大豆の水煮	15g	30g	45g	60g
すしの素パウダー	小1	小2	大1	小4

調理方法
① ひじきは水で戻し、きれいに洗ってゆでて水気を切る。
② にんじんはせん切りにし、さっとゆでる。
③ えのきたけは石づきを取り、ゆでる。
④ きゅうりはせん切りにする。
⑤ たまねぎはスライスし、水にさらしておく。
⑥ かいわれ菜は3等分に切る。
⑦ ボウルに①～⑥と大豆の水煮を入れ、すしの素を混ぜ合わせ、しばらく置く(約10分)。

エネルギー 55kcal　食物繊維　2.3g
たんぱく質 3.5g　塩分　1.1g
脂質　1.4g　カルシウム 40mg
炭水化物　9.2g

★ひじきは海藻類の中で、カルシウム、鉄、食物繊維を一番多く含む食材です。

第11章

ひじきサラダ

副菜

材料名	分量 1人分	目安量 2人分	目安量 3人分	目安量 4人分
ひじき（乾）	6g	12g	18g	24g
たまねぎ	20g	40g	60g	80g
パプリカ	10g	20g	30g	40g
えだまめ（さやつき）	20g	40g	60g	80g
サラダ菜	1枚	2枚	3枚	4枚
フレンチドレッシング	大1	大2	大3	大4

エネルギー 94kcal　　食物繊維　4.0g
たんぱく質 3.2g　　　 塩分　　　0.6g
脂質　　　 6.3g　　　 カルシウム 102mg
炭水化物　 8.4g　　　 鉄　　　　3.6g

★ひじきは、水に戻すだけでも歯ごたえがあり、おいしくいただけます。
★ドレッシングはお好みのものを使用するとよいでしょう。

調理方法
① ひじきは水で戻し、熱湯をさっとかけて冷ます。
② たまねぎはせん切りにして水にさらす。
③ パプリカはせん切りにする。
④ えだまめはゆでて、さやから出しておく。
⑤ ひじきと②・③・④を混ぜ合わせて、ドレッシングで和える。

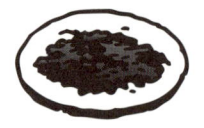

寒天サラダ

副菜

材料名	分量 1人分	目安量 2人分	目安量 3人分	目安量 4人分
糸寒天（乾）	2g	4g	6g	8g
きゅうり	20g	40g	60g	80g
塩蔵わかめ	5g	10g	15g	20g
トマト	1/4個	1/2個	小1個	中1個
温泉卵	1個	2個	3個	4個
ノンオイルドレッシング	大1	大2	大3	大4

エネルギー 100kcal　　食物繊維　2.1g
たんぱく質 7.1g　　　 塩分　　　1.3g
脂質　　　 5.2g　　　 カルシウム 49mg
炭水化物　 6.1g　　　 鉄　　　　1.2mg

★寒天はエネルギーが低いので、戻して和え物に使ってみましょう。
★卵で鉄とカルシウムを補いましょう。

調理方法
① 糸寒天は水で戻し、水気を絞り、食べやすい長さに切る。
② きゅうりはせん切りにする。
③ 塩蔵わかめは水で戻す（水を数回変えて塩を抜く）。熱湯でさっとゆで、冷水に取り、食べやすい大きさに切る。
④ トマトはヘタを取り、角切りにする。
⑤ 器に①から④を混ぜたものを盛り、温泉卵を上にのせ、ドレッシングをかける。

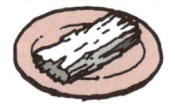

野菜たっぷりスープ

汁物

材料名	分量 1人分	目安量 2人分	目安量 3人分	目安量 4人分
だいこん	40g	80g	120g	160g
たまねぎ	20g	40g	60g	80g
パプリカ	20g	40g	60g	80g
かぼちゃ	30g	60g	90g	120g
セロリ	10g	20g	30g	40g
なす	20g	40g	60g	80g
ホールトマト缶	50g	100g	150g	200g
コンソメ	0.5g	1.0g	1.5g	2.0g
塩	0.6g	1.2g	1.8g	2.4g
こしょう	少々	少々	少々	少々

エネルギー 61kcal　炭水化物 14.7g
たんぱく質 1.9g　食物繊維 3.5g
脂質　　 0.2g　塩分　　 1.2g

★水煮大豆や鶏肉などをお好みで追加されると、たんぱく質も摂れます。

調理方法
① 野菜は1cm角に切る。
② オリーブ油で野菜を炒め、少ししんなりしたら、ひたひたになるくらいに水とホールトマト缶（1缶）を入れ、コンソメ、塩、こしょうで味付けをして煮込む。
＊野菜は、冷蔵庫にある残った野菜を入れてもよい。
＊ベーコンを野菜と一緒に炒めてもよい。

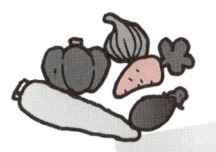

具だくさんみそ汁

汁物

材料名	分量 1人分	目安量 2人分	目安量 3人分	目安量 4人分
油揚げ	5g	10g	15g	20g
だいこん	10g	20g	30g	40g
さといも（冷凍）	1個	2個	3個	4個
にんじん	5g	10g	15g	20g
和風顆粒だし	3g	6g	9g	12g
水	150ml	300ml	450ml	600ml
みそ	小2	小4	小6	小8

エネルギー 63kcal　炭水化物 7.3g
たんぱく質 3.3g　食物繊維 1.3g
脂質　　 2.4g　塩分　　 1.7g

★具だくさんの汁物にすると、汁が少なく減塩になります。
★冷蔵庫にある野菜を使ってみましょう。

調理方法
① 油揚げは食べやすい大きさに切る。
② だいこんとにんじんは、いちょう切りにし、さといもは半分に切る。
③ 水と具の材料と和風顆粒だしを鍋に入れて加熱する。
④ 具がやわらかくなったら、みそを溶く。

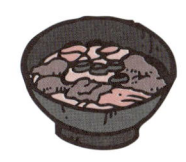

第11章

きのこ汁

材料名	分量 1人分	2人分	目安量 3人分	4人分
えのきたけ	10g	20g	30g	40g
しめじ	20g	40g	60g	80g
まいたけ	20g	40g	60g	80g
にんじん	10g	20g	30g	40g
さつま揚げ	1/2 枚	1 枚	1.5 枚	2 枚
青ねぎ	5 g	10g	15g	20g
だし汁	150mL	300mL	450mL	600mL
みそ	10g	20g	30g	40g

エネルギー 49kcal　炭水化物 8.7g
たんぱく質 3.3g　食物繊維 2.7g
脂質　　 1.7g　塩分　　 1.6g

★きのこは食物繊維が多く、低エネルギーです。鍋や和え物などにも使いましょう。

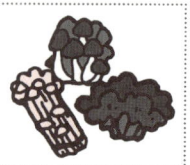

調理方法
①えのきたけは、石づきを取り、3等分の長さに切る。しめじは石づきを取り、まいたけとともに手で小房に分ける。
②にんじんは5mm幅のいちょう切り、さつま揚げは短冊切りにする。
③にんじんをだし汁で煮て、やわらかくなったら、きのことさつま揚げを加えて煮る。
④みそで味を調え、小口切りにした青ねぎを加えて火を止める。

奶湯白菜（ナイタンパーツァイ）

材料名	分量 1人分	2人分	目安量 3人分	4人分
はくさい	50g	100g	150g	200g
ベーコン	5 g	10g	15g	20g
水	125mL	250mL	375mL	500mL
ウェイパー（中華スープの素）	2.5g	小1	大1/2	小2
牛乳	50mL	100mL	150mL	200mL
かたくり粉	4 g	大1/2	小2	大1
水	10g	大1	小4	大2
日本酒	8 g	大1	小4	大2
塩	味をみて	少々	少々	少々

エネルギー 86kcal　食物繊維 0.7g
たんぱく質 3.3g　塩分　　 1.2g
脂質　　 3.9g　カルシウム 81mg
炭水化物 7.7g

★ポタージュのようにバター（油脂）を使わないので、あっさりとしたスープです。カルシウムを摂取して、骨にも栄養を。

調理方法
①はくさいは短冊に切る。ベーコンは1cm幅に切る。
②ベーコンを弱火で脂が出るまで炒める。
③②にはくさいの芯の部分を入れてさっと炒め、スープを加えてやわらかくなるまで煮て、さらに葉の部分を入れて煮る。
④火が通ったら、牛乳と水溶きかたくり粉を入れてとろみをつけ、日本酒と塩で味を調える。

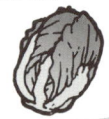

第11章

トマトと卵のスープ

材料名	分量 1人分	目安量 2人分	目安量 3人分	目安量 4人分
トマト	50g	小1	中2/3	中1
卵	1/2個	1個	1.5個	2個
青ねぎのみじん切り	大1/4	大1/2	大3/4	大1
しょうがのみじん切り	少々	大1/4	大2/3	大1/2
油	小1/2	小1	小1.5	小2
水	150mL	300mL	450mL	600mL
インスタントわかめスープ	1袋	2袋	3袋	4袋

エネルギー 63kcal　　炭水化物 2.9g
たんぱく質 3.5g　　　食物繊維 0.7g
脂質　　　 3.1g　　　塩分　　 1.2g
★トマトにはリコピンが多く含まれています。

汁物

調理方法
① トマトは、2～3cmの角切りにする。
② 卵は溶きほぐしておく。
③ 鍋に油を熱し、ねぎとしょうがのみじん切りを炒め、トマトを加えてさらに炒める。
④ 水とインスタントスープの素を加えて煮込んだら、溶き卵を回し入れる。

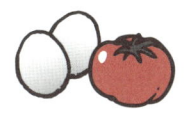

しそのスープ

材料名	分量 1人分	目安量 2人分	目安量 3人分	目安量 4人分
たまねぎ	40g	80g	120g	160g
じゃがいも	40g	80g	120g	160g
バター	5g	10g	15g	20g
水	80mL	160mL	240mL	320mL
ブイヨン	1g	2g	3g	4g
青しそ	3枚	6枚	9枚	12枚
牛乳	80mL	160mL	240mL	320mL
生クリーム	10g	20g	30g	40g
塩・こしょう	0.5g	1g	1.5g	2g

エネルギー 183kcal　　炭水化物 15.4g
たんぱく質 4.1g　　　 食物繊維 1.4g
脂質　　　 11.7g　　　食塩　　 1.1g
★冷蔵庫で冷やしても、口当たりよくいただけます。

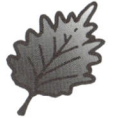

汁物

調理方法
① たまねぎは繊維に沿って（縦に）薄切りにする。じゃがいもは、皮をむいて薄切りにし、青しそは手でちぎっておく。
② 鍋にバターを溶かし、たまねぎを透き通るまでよく炒め、水分がなくなったら、水とじゃがいもを加える。
③ アクをすくい、ブイヨンを加え、15分煮る。
④ ミキサーに③としそを入れ、滑らかになったら鍋に移し、牛乳と生クリームを加え、塩・こしょうで味を調える。

第11章

索引

あ行

- あいさつ ······ 2
- 相づち ······ 5,9
  - —の種類 ······ 5
  - 肯定的— ······ 5
  - 中立的— ······ 5
  - 否定的— ······ 5
- アブラ（油・脂） ······ 89,92
- アルコール ······ 63,64,65,67
- イミダゾールペプチド ······ 80
- 飲酒 ······ 59
- インスタント食品 ······ 128,129
- ウエイトサイクリング ······ 17
- 促し ······ 6
- 運動 ······ 22
- 栄養支援のための技法 ······ 4
- 栄養のバランスのとれた食事 ······ 54
- 塩分量の計算方法 ······ 130
- おうむ返し ······ 6,8,13,32
- 大皿の活用 ······ 27
- 遅い夕食 ······ 34,137,142,145
- オレイン酸 ······ 51

か行

- 外食 ······ 85
  - —のエネルギー比率 ······ 88
- 回転食 ······ 95,96
- 確認 ······ 5
- 加工食品の基本的表示事項 ······ 43
- 菓子のエネルギー ······ 103
- 課題の整理 ······ 6,8
- 観察 ······ 5
  - —の種類 ······ 5
- 間食 ······ 99,101,102
  - お勧めの— ······ 109
- 休肝日 ······ 68
- 共感 ······ 4,8
- 傾聴 ······ 5
- 血圧 ······ 28,127
- 欠食 ······ 29,32,36,139
- 血糖リズムへの影響 ······ 36

さ行

- 言語的表現 ······ 5
- 抗酸化作用 ······ 117,118
- 声かけ例 ······ 3,4

- 魚 ······ 50,58,64
- 砂糖換算 ······ 104,105
- サプリメント ······ 78,79,83,84
- 支援の流れ ······ 2
- 刺激統制法 ······ 109
- 自己一致 ······ 4
- 脂肪酸 ······ 51
  - 不飽和— ······ 51
  - 飽和— ······ 51
- 主食・主菜・副菜 ······ 40,47
- 受診勧奨 ······ 135
- 受容 ······ 4
- 純アルコール量 ······ 65,66,67
- 状況の明確化 ······ 18,22,31
- 情報提供 ······ 8,9
- 食事調査方法 ······ 74
- 食物繊維 ······ 113,114,115,121
- 除脂肪体重 ······ 23
- スポーツドリンク ······ 110
- 生活リズム ······ 139,140
- セルフモニタリング ······ 26

た行

- 第一印象 ······ 2
- 体重測定 ······ 25
- 体内時計 ······ 146
- 朝食 ······ 31,32,33
  - —の基本 ······ 40
  - お勧めの— ······ 41
- 調理器具 ······ 133,134
- 調理法によるエネルギーの違い ······ 91
- 沈黙 ······ 6
  - —と促し ······ 8
- 疲れがたまりにくい食事 ······ 80
- 低栄養・痩せ ······ 71
- 適正エネルギー ······ 55

適正体重	73
適度に開いた質問	3
鉄	82
糖尿病の臨床診断のフローチャート	142,143
閉じた質問	3,7

な行

内臓の活動時間	34
肉類に含まれるアブラの量	48
尿酸（値）	62,65,69,70

は行

非言語的表現	5
ビタミンC	117
ビタミンE	117
一人暮らし	125,128
肥満	11
―予防のための食事作り5カ条	19
表示	106,107
開いた質問	3,8,18,61
貧血	77
負担	9,33
プリン体	62,63
偏食	45
骨の健康度	76
ポリフェロール	117

ま行

身だしなみ	2
明確化	6,8
メタボリックシンドローム	14
―の診断基準	13
面接の部屋	2
目標	7
―設定	7,20
―体重	16
近い―	7
遠い―	7

や行

野菜ジュース	113
野菜不足	111,122
要約	6,8,68,92

ら行

ラクナ梗塞	50
利益	9,33
リコピン	117
リノール酸	51
リバウンド	17

欧文

BMI	73
BMAL1	109,141
DHA	50
EPA	50
LBM	23
α-リノレン酸	51
β-カロテン	117
γ-GTP	62,69

レシピの索引

主食

あさりごはん	152
キーマカレー	154
さつまサンド	152
じゃこチーズトースト	151
ソーセージと万能ねぎのチヂミ	156
豆乳そうめん	155
なすのミートスパゲッティ	156
鍋焼きうどん	155
ハムとカマンベールチーズの混ぜごはん	154
パン de グラタン	151
水菜とコーンのごはん	153
焼きおにぎり昆布茶漬け	153

魚

いわしの鍋照り	158
かつおの和風カルパッチョ	157
さばのカレーじょうゆ煮	158
まぐろの漬け	157

肉

鶏ささ身の梅肉和え	160
鶏肉とはくさいのミルフィーユ煮	159
鶏むね肉ともやしの蒸し煮	160
豚肉のしゃぶしゃぶ	159

卵

ツナオムレツ	161
和風スパニッシュオムレツ	161

豆腐

厚揚げと野菜炒め	162
変わり冷奴	163
豆腐の簡単炒め	162
豆腐のレンジ蒸し	163

野菜・海藻

厚揚げの白和え	169
オクラのかに缶和え	167
寒天サラダ	170
きゅうりの昆布和え	168
きゅうりのわさび漬け	168
さけ缶とだいこんの和え物	166
なすときのこの和え物	166
にんじん土佐炒め	167
棒々鶏（バンバンジー）サラダ	164
ひじきサラダ	170
ひじきの五目酢の物	169
レンジで温野菜サラダ	164
和風ピクルス	165
和風ポトフ	165

汁物

きのこ汁	172
具だくさんみそ汁	171
しそのスープ	173
トマトと卵のスープ	173
奶湯白菜（ナイタンパーツァイ）	172
野菜たっぷりスープ	171

法改正・訂正・正誤等の追加情報につきましては、
弊社ホームページ内にてご覧いただけます。
URL http://www.daiichi-shuppan.co.jp/

＊書籍の内容についてのお問い合わせ、お気づきの点は…
　　第一出版株式会社　編集部
　　TEL 03-3291-4577　FAX 03-3291-4415

＊書籍のご注文、出版案内等に関するお問い合わせは…
　　第一出版株式会社　営業部
　　TEL 03-3291-4576　FAX 03-3291-4579

FAXにはお名前・連絡先を必ずご明記ください
TEL受付時間：土日祝日を除く 9:00～17:00

ご注文は上記ホームページからも承ります。

知っておきたい食生活支援のコツとポイント

平成26(2014)年2月10日　初版第1刷発行

編著者	野々村　瑞　穂
発行者	加　藤　友　昭
発行所	第一出版株式会社

〒101-0051
東京都千代田区神田神保町1－39
　　　　　日本健康・栄養会館
電　話　（03）3291－4576
Ｆ Ａ Ｘ　（03）3291－4579

印刷・製本　　　　開 成 堂 印 刷

※著者の了解により検印は省略
定価はカバーに表示してあります。乱丁・落丁本は、お取替えいたします。

© Nonomura, M., 2014

JCOPY ＜（一社）出版者著作権管理機構　委託出版物＞
本書の無断複写は著作権法上での例外を除き禁じられています。複写される
場合は、そのつど事前に、（一社）出版者著作権管理機構（電話 03-3513-6969、
FAX 03-3513-6979、e-mail: info@jcopy.or.jp）の許諾を得てください。

ISBN978-4-8041-1286-2　C1077

第一出版の本

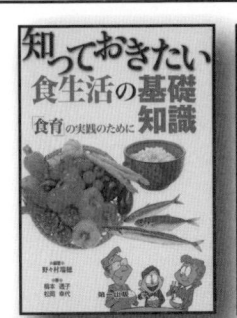

知っておきたい食生活の基礎知識
―「食育」の実践のために―

A5判・198P　2,200円

野々村瑞穂　編著
橋本通子
松岡幸代　著

　健康的な食事はもちろん、楽しんで食事をするために誰にでもできる調理の基本から生活習慣病に配慮した食生活、スポーツ・災害時の対策など健全な食生活を営むために必要と思われる栄養、調理、衛生に関する知識を、イラストを豊富に用いてわかりやすく解説。

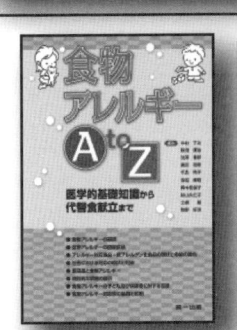

食物アレルギー A to Z
―医学的基礎知識から代替食献立まで―

B5判・312P　3,200円

編著
中村丁次・板垣康治
池澤善郎・栗原和幸
手島玲子・高松伸枝
鈴木志保子・杉山久仁子
土橋　朗・牧野好洋

　医師のみでなく各項目に最適の専門家が執筆することにより、管理栄養士や栄養士の皆さんに食物アレルギーの正確な知識を持っていただき、現場でいつでも悩みに答える「バイブルのような本」を目指して作成しました。

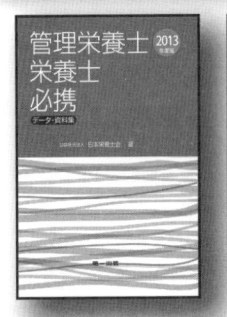

管理栄養士・栄養士必携
―データ・資料集―

四六判・582P　2,600

公益社団法人
日本栄養士会　編

　業務に必要な食事摂取基準、健康・栄養調査、法規などの各種データ等最新の知見を便利なハンドブックにしました。毎春最新刊を発行。
　生化学や臨床栄養に関する資料も充実。介護保険制度についても、解説しています。

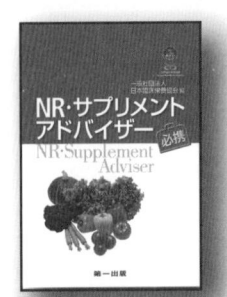

NR・サプリメントアドバイザー必携

B5判・476P　4,500円

一般社団法人
日本臨床栄養協会　編

　平成25年度から実施された、新たな統合資格「NR・サプリメントアドバイザー」認定試験受験者のための公認テキストです。
　科目ごとに、その分野の第一人者によるわかりやすい解説があり、巻末には練習問題集を収録しました。

第一出版　検索

★表示はすべて本体価格で、消費税が別に加算されます。
★当社ホームページでも、ご注文を受け付けております。